Bioenergy
Body Balance

Duhovno Tjelesna Ravnoteža

Dr. Miriam Thomas Keele

Cover Design: Rosmarie Iadarola
Editing: James Keele

Please visit us also at:
http://www.bioenergy-balance.com
http://bioenergieheilung.ch

Notice:
This book is intended as a reference source only, not as a substitute for medical advice. The information given here is designed to help you make informed decisions about your health. It is not intended as a substitute for any treatment that may have been prescribed by your doctor. If you suspect that you have a medical problem, we urge you to seek competent medical help.

POSVETA

Knjigu posvećujem mojem suprugu Jamesu za ljubav
i svjetlost koju je podario mojem životu
i
mojem sinu Vedranu
koji je mojem životu dao smisao

PREDGOVOR AUTORA

Ova knjiga nastala je kao rezultat vlastitih saznanja i rada sa mojim pacijentima kao i rada na novim naučnim saznanjima, sa ciljem da se potrebne informacije I komplementarna pomoć, mogu naći na jednome mjestu. U odluci da na jednome mjestu saberem i napišem sve što jednoj osobi može pomoći u očuvanju zdravlja, vodila me je vlastita potreba, ali često i beznađe koje sam vidjela u očima mojih pacijenata na njihovim lutanjima za pomoći.

Prije dvadesetak godina baveći se mojom medicinskom strukom, uočila sam potrebu da saznam više i počela sam sa daljnjom izobrazbom na poljima holističke medicine. Put je bio dug, i doveo me do mojeg intenzivnog bavljenja i uranjanja u područje Terapije kliničkom medicinskom Hipnozom, kojom danas uz terapiju bioenergijom, pomažem svojim pacijentima i polaznicima Holističke akademije. Na mojem putu sabiranja znanja iz holističke medicine, došla sam do uvjerenja, da holistička medicina kao i Psyhoneuroimunologija, kojom se uže bavim, udružena sa znanjima školske medicine, stopljene zajedno u komplementarne znanosti, daju najveći učinak i doprinos mojim pacijentima, obitelji i meni osobno.

ZAHVALA

Ovime se želim zahvaliti svima onima, koji su me raznim načinima poticali, i pomogli mi, da ova knjiga od ideje postane stvarnost.

Zahvalu dugujem mojem suprugu *Jamesu Keel-u*, bez čijeg stručnog djelovanja na polju informatike, ova knjiga nikada ne bi bila napisana. Iako sam se trudila da ne zaostajem u svojim obavezama u obitelji, zahvalna sam na njegovome strpljenju i razumijevanju.

Nadalje, zahvaljujem svojoj suradnici i sekretarici *Milijani Savić*, na predanosti, vještini i vjernosti kojem je uvijek obavljala sve povjerene joj poslove i bila potpora u nastanku ove knjige.

Zahvaljujem mojim partnerima na polju terapijske hipnoze, *Rudolfu Corcchia* i *Katji Berini* na znanjima i vještini koju su podijelili sa mnom.

Također zahvaljujem *Dr. Ingi Glavaš Rukavini* na stručnoj recenziji rukopisa i savjetima, te grafičkoj dizajnerici *Rosmarie Iadarola* na grafičkoj opremi naslovnice.

Za daljnja pitanja terapije i kurseve možete me kontaktirati na Web-stranici:

http://www.bioenergy-balance.com
http://hypnosetherapie-schweiz.com

Sadržaj

Uvod

1. Poglavlje - Životni vodić

2. Poglavlje- Srušeni mitovi i dogme

3. Poglavlje - Bioenergija

4. Poglavlje - Valovi

- Elektromagnetski valovi
- Moždani valovi
- Bioenergija i skalarni valovi

5. Poglavlje - Primjena skalarnih valova

- Kuglaste munje Nikole Tesle
- Experiment Philadelphia
- Projekt HAARP
- Pozitivna primjena Bioenergije
- Božji kod
- Polje pozitivne namjere
- Razvoj i novija povijest Bioenergije
- Liječenje Bioenergijom

6. Poglavlje - Bioenergetska medicina

- Razina ljudskog bića
- Fizičko zdravlje i bolesna stanja
- Aura
- Yin i Yang
- Chakre
- Imuni sustav
- Samokontrola i kako stvoriti Polje Pozitivne Namjere
- Vrste Meditacija i kontemplativna neuroznanost
- Mijenjajte sebe i kako to postići

7. Poglavlje - Terapije Bioenergijom

- Terapija Medicinskom Hipnozom
- Primjena medicinske kliničke hipnoze u Psyhoneuroimunologiji
- Jin Shin Jyutsu
- Thai Yoga Terapija
- Ayurveda

8. Poglavlje - Tjelesne aktivnosti i Bioenergija

- Tai Chi
- Pilates

9. Poglavlje - Prehrana

- Vegetarijanstvo
- Veganstvo

10. Poglavlje - Dijetetika

- Prirodni nadomjesci u prehrani
- Vitamini kao prirodni nadomjesci
- Minerali kao nadomjesci
- Coenzyme Q 10
- L Glutamine
- Omega-3 masne kiseline
- Enzimi
- Enzimi u borbi protiv raka

11. Poglavlje - Kada, kako i zašto baš tako jesti

- Metabolički tipovi ljudi
- Vata Dosha
- Pitta Dosha
- Kapha Dosha
- Kortizol
- Metabolički sindrom
- Cirkadijski ritam ili Cirkadijski biološki sat

12. Poglavlje - Bioenergija i namirnice

13. Poglavlje - Bioenergy Body Balance Dijeta - BBB Dijeta

- Na čemu se zasniva BBB Dijeta
- Za koga je BBB Dijeta pogodna
- Načini prehrane BBB Dijetom
- Priprema Bioenergy Body Balance Dijete
- Protokol Bioenergy Body Balance Dijete

14. Poglavlje - Recepti

Links

Literatura

UVOD

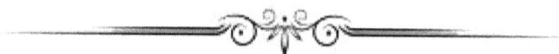

Nikada kao danas, čovječanstvo nije imalo veće mogućnosti da živi u skladu sa svojim željama za dugovječnošću , znajući da je razvoj medicine samo u posljednja dva desetljeća otvorio put ka boljem, kvalitetnijem i dužem životu čovjeka.

Prosječna dob života u Americi je u pedesetim godinama prošlog stoljeća bila 52 godine. Danas, šezdeset godina kasnije se prosječna dob popela na 70 godina. Što je ne samo vrtoglavi uspon, nego se iz vida ne smije izgubiti činjenica da govorimo o prosjeku; devedesetogodišnjaci, pa i stogodišnjaci, danas nisu više rijetkost.

Da li je to dosta i da li treba stati na tome ? Svakako ne . Postoji još mnogo područja medicine koja traže hitne odgovore. Naučnici cijeloga svijeta vrtoglavo jure za mogućnostima liječenja bolesti za koje još nema lijeka i cijela jedna vojska jadnih ljudi oboljelih od teških za sada neizlječivih bolesti, čeka spasenje.

Da li će se to dogoditi u doglednoj budućnosti ? Na to vam pitanje sa sigurnošću mogu dogovoriti sa – da . Kada ? Sada i ovdje. To je već dugo među nama, a saznanje o tome, kao i mnoge stvari u životu čovjeka, je proces koji se je polako razvijao.

Proces je počeo sa ljudima, koji su se okrenuli prirodi i tradiciji, koja postoji u svakom narodu na svijetu. Uglavnom zato, jer su osjećali povezanost sa prirodom, a po ustroju svoje naravi bili su otvoreni za nova saznanja i znatiželjni, ili zato, jer nisu našli pomoć u konvencionalnoj školskoj medicini. Ta medicina je školska, jer uči na univerzitetima i to vrlo detaljno o građi , funkciji , disfunkciji i liječenju čovječjeg organizma, a konvencionalna je, jer priznaje samo empirijsko, što znači da se sve tvrdnje mogu i dokazati.

Sve druge grane medicine koje vuku svoje korijene tisućama godina, prenoseći se s koljena na koljeno, čiji se rezultati daju dokazati a neke metode ne, svrstavaju se, još uvijek i usprkos značajnom napretku u posljednjih 20 godina, u "alternativnu medicinu", što je posve pogrešan naziv, jer se metode, tehnike i liječenja isprepliću i nadopunjavaju. Zato možemo i moramo govoriti o komplementarnoj medicini.

Bioenergetska medicina je komplementarna medicina. U ovoj knjizi ću vam prenijeti moja saznanja, kako možete pomoći u prvome redu sebi, a onda i svojim najbližima i učiniti i postići malim ali upornim djelovanjima najvažniju stvar na svijetu u vašem životu – da ostanete ili postanete zdravi, zadovoljni , atraktivni i uspješni i pri tome izgledate barem 10 godina mlađe.

Opisati ću saznanja i metode koje će vas štititi od većine bolesti, davati vam osjećaj zadovoljstva i poticaj ka kreativnosti i uspjehu.

Naučiti ću vas na mojem vlastitom primjeru, kako da se borite da ostanete zdravi bez da morate posezati za lijekovima za svaku malenkost, a posebno ne onima koji vam više štete nego koriste, kako da promijenite sebe u svoju korist i postanete vitki i ispunjeni energijom, te kako da učinite sve da biste zaštitili svoje tijelo duh i um od bolesti i loših uticaja okoline , pa i vas samih, koji vode u bolest i doveli ga u bioenergetsku ravnotežu ili balans.

To je ujedno i smisao holističke medicine, koja čovjeka promatra kao jedinstvo tijela , duha i uma, povezanih sa univerzumom.

1. Poglavlje

Životni vodić

1. Trudite se da što manje bušite svojim razmišljanjima o sebi – po sebi.

Ako neprestano razmišljamo o sebi i o tome što se sa nama događa, postajemo vrlo osjetljivi na svaku sitnicu, koju onda napuhavamo bez potrebe; iz muhe radimo slona , stupnjujemo se u tome i počinjemo se bojati onoga što nam se u stvari uopće neće dogoditi.

2. Pokušajte zavoliti svoju profesiju tj. posao kojim se bavite.

Tko mrzi to što radi, a da ne može izbjeći svoj posao, doživljava svaki dan nanovo sve veći pritisak i stres. A svakodnevna napetost i stres vode u tjelesnu bolest.

3. Nađite si bilo kakvu aktivnost, koja vas uvijek razvedrava i čini u vama osjećaj ugode.

Takva aktivnost nam pomaže da se u slobodnom vremenu opustimo i prepustimo ugodi koja nas zabavlja. Čak i pri radu će nas sama pomisao na tu našu aktivnost i na to kako ćemo u tome uživati u slobodno vrijeme ili za weekend, u sekundi učiniti dobre volje, pa ćemo raditi svoj posao lakše, brže i sa manje napora.

4. Pokušajte zavoliti ili barem prihvatiti ljude sa kojima živite.

Ne možemo izbjeći taj suživot i neke osobe srećemo dan za danom, pa pokušajmo naći i vidjeti njihovu dobru stranu – svaki čovjek ima i svojih dobrih osobina i vrlina. Na vama je da se potrudite i da ih potražite – za sebe i u svoju korist. Jer – sve je relativno.

5. Pokušajte se pomiriti sa okolnostima, koje ne možete izmijeniti.

Te okolnosti su za svakoga od nas činjenice i realitet našega života. Onaj koji se neprestano uzrujava zbog okolnosti u svojem životu i stalno je vrlo ljut i uzrujan sve do mržnje nad vlastitim životom i svojom okolinom, taj nije samo nesnosna osoba, nego će sasvim sigurno prije ili kasnije oboliti.

6. Nikako ne dozvolite da vas život i situacije u njemu pokose i prevladaju nad vama.

Svaki od nas koji poklekne i povjesi glavu ili prosto klone, je vrlo sklon psihosomatskim oboljenjima. Taj nas poraz ne pušta na miru, vrtimo sami po svojoj izranjenoj nutrini, a teškoće se sa vremenom odraze na našem fizičkom tijelu i postaju veće od onih koje smo imali.

7. Budite ljubazni prema ljudima oko vas.

Umjesto neke zlobne primjedbe koja nam je baš na jeziku, radije šutimo i ne kažimo ništa. Pri prvoj prilici izrecimo koju lijepu riječ ili pohvalu našem partneru, prijatelju, suradniku ili sugovorniku. Probajte, odmah danas; život će postati puno prijatniji za obje strane.

8. Budite odlučni, razboriti i trezveni.

Posve je neprikladno zatvarati oči pred činjenicama i zavaravati samoga sebe pred teškoćama stavljajući glavu u pijesak poput noja, jer stvari će se već nekako riješiti ; i to po mogućnosti u vašu korist. Neće. Prije ili kasnije ćemo se morati suočiti sa teškoćama i činjenicama onakvima kakve jesu. A čim prije stvari dovedemo u red i učinimo to što se mora učiniti, briga koju imamo će postati manja i na koncu ćemo je se riješiti. Ako ste u teškoćama imajte uvijek na umu da uspjeh savladavanja vaše teškoće ovisi o tome kakav stav ste kod toga zauzeli: morate pomno paziti da u svojoj patnji ne patite. Ako susretnete osobu koja zna više od vas, pomno slušajte i trudite se da što više naučite. U svemu što radite i što je predmet vašeg zanimanja polažite veliku pažnju na detalje - to su vrlo mali djelići cjeline, o kojima može zavisiti sve.

9. Nikada ne tratite svoj život na nevažne

sitnice.

Vrlo lako nam se može dogoditi da jednoga lijepoga dana od drveća ne vidimo šumu.

10. Ne pretjerujte ni u čemu, nezavisno od toga kakvo je vaše imovinsko stanje i kakve su vaše mogućnosti.

11. Prekinite sa pušenjem.

Posebno onda ako pušite preko cijelog dana, a pušenje vam nije samo razonoda u slobodno vrijeme. Postoji nekoliko mogućnosti da to riješite. Podijeliti ću ih sa vama.

12. Alkohol pijte samo povremeno, a ako ste ljubitelj vina, onda nije štetna jedna čaša crnoga vina navečer.

13. Hranite se po svojim potrebama , saznanjima i mogućnostima. I još nešto - zaključajte kuhinju nakon 8 sati navečer.

Tako će vaši vitalni organi i tijelo a nadasve imuni sistem ostati zdravi i otporni prema uzročnicima bolesti i razvoju bolesnih stanja. Ujedno ćete postati vitki i vitalni, zapanjiti ćete sebe i svoju okolinu a vaša će se povremena bolesna stanja skratiti i po vremenu i po intenzitetu. Što je najvažnije time ćete sprječavati upale u svojem organizmu, koje vode do oboljenja vitalnih organa, starenja tijela i smrti. Ne postoji čovjek koji je uvijek zdrav i nikada se ne razboli. Ako vam to netko za sebe tvrdi, onda znajte da vas obmanjuje.

Ali ako od svih ovdje ponuđenih činjenica o prehrani, koje će vam pomoći da ostanete relativno zdravi, izaberete one koje odgovaraju vašem biološkom ritmu organizma, ukusu i vašoj kupovnoj moći, za sebe napravite vlastiti jelovnik, biti ćete u mogućnosti da sebe kao i svoje ukućane hranite zdravo i po vlastitom izboru.

A što je najvažnije, nećete se hraniti nasumce, niti ne shvaćajući šta zapravo jedete. Znati ćete razlog zbog kojeg određene namirnice i jela trebate konzumirati stalno, neke samo povremeno, a neke nikada. Napravite dva plana vaših dnevnih obroka za po sedam dana a onda ih mijenjajte svaki tjedan po jedan. Ponekad imajte i malu treću listu namirnica, koje možete dodati ili zamijeniti u jelovniku jedan i jelovniku dva. Ne trebate razbijati glavu šta ćete jesti i trošiti znatno vrijeme i novac da se kvalitetno prehranite. Ne trebate stalno izmišljati, kopati po receptima koji za pripremu uključuju po dvadesetak sastojaka, pa vam onda ubrzo sve dojadi i vraćate se starim navikama.

14. Otiđite na jedan rutinski pregled liječniku.

Ostavite knjigu začas na stranu, uzmite telefon i ugovorite termin za krvnu pretragu i mjerenje krvnog pritiska. U današnjoj medicini je bez sumnje najviše napredovala dijagnostika. Morate prije nego što počnete raditi na sebi, vidjeti kakvo je točno stanje vašeg zdravlja. O tome će ovisiti izbor vašeg jelovnika, kao i izbor fizičke aktivnosti. Po mogućnosti otiđite na test za netoleranciju hrane . Test je vrlo značajan, jer pokazuje šta ne probavljate dobro i čega bi se morali kloniti. Osim toga taj test je pokazatelj stanja vašeg metabolizma i vrijedi samo za vas. Netolerancija hrane je jako opasna stvar – uvuče se u organizam polako i bez da ste svjesni, a hrana koju ne probavljate dovoljno, vas truje iznutra. Kako na tu hranu niste alergični, izostaje i burna alergična reakcija, koja bi vas inače upozorila da ste na određenu hranu alergični pa je morate izbjegavati. U organizmu se tako polako i podmuklo stvara stanje kroničnih upalnih procesa, koji su opasni po život.

15. Lijekovi uzimani nasumce, neredovito , iz navike ili jer ste "sami svoj liječnik" – vas truju.

Preispitajte sa svojim liječnikom vrste i količine lijekova koje uzimate. Ne mijenjajte ništa na svoju ruku. Ne prekidajte uzimanje propisanih lijekova.

16. Ne pokušavajte promijeniti vašu okolinu. To je nemoguće.

Uzalud se naprežete, trošite svoju energiju i vrijeme, misleći da ćete uspjeti ako samo još malo jače i dulje ustrajete. Postajete frustrirani i uvodite sami sebe u stres, koji će vas odvesti – u bolest. Umjesto toga, pokušajte i nastojte mijenjati sebe. Jer to je jedino moguće.

17. Počnite se baviti jednom od fizičkih aktivnosti i ugradite je odlučno u svoj redovni tjedni program.

Što ćete od ponuđenog izabrati ovisi o vašim sklonostima – one su kod svake osobe različite. Postoje fizičke aktivnosti koje možete upražnjavati sami, ili one koje se izvode u grupama. Bez obzira na što se budete odlučili, osigurati ćete zajedno sa drugim mjerama na očuvanju i poboljšanju svojeg mentalnog , duševnog i tjelesnog stanja te stalan i nesmetan protok vaše bioenergije. A to je jedina garancija ka očuvanju zdravlja.

18. Najveća ste prepreka vi sami sebi.

Prisilite se da kontrolirate svoje misli. Činite to svakoga dana – onaj koji uspije zakontrolirati svojim mislima i dovesti ih na jednu višu razinu, mijenja time svoj čitavi organizam. U ovoj knjizi naći ćete metode kojima to možete postići sami. Danas postoji jedan ogroman broj metoda i terapija svih vrsta. Ja ih neću sve nabrojiti. Govoriti ću samo o onima koje sam sama na sebi isprobala, a čime pomažem sebi , svojoj obitelji, poznanicima i svojim pacijentima.

19. Pokušajte sačuvati svoj vegetativni živčani sistem pod svaku cijenu.

Ako budemo dovoljno spavali, vodili uredan i razuman život, priuštili si odmor, dovoljno se kretali na svježem zraku, uzeli dio svoga slobodnog vremena za tjelesnu i mentalnu higijenu, hranili se ukusno i razumno te gledali da naše slobodno vrijeme sprovedemo u prijatnosti i vedrini, postići ćemo ravnotežu bioenergije u svojemu tijelu, duši i umu i postati ćemo zdravi i ostati zdravi dulje vremena.

20. Shvatite i prihvatite da je u svakome od nas sadržano sve dobro i sve zlo.

Na nama je da svim načinima i silama održimo ravnotežu i postignemo vještinu kojom ćemo zlo u sebi držati pod kontrolom. Samo tako ćemo omogućiti da inteligentna energija koja se nalazi svuda oko nas prolazi kroz naše tijelo nesmetano i bez prepreka, te da se bioenergija našega tijela, duše i uma, nalazi u harmoniji i ravnoteži.

2. Poglavlje

Srušeni mitovi i dogme

Svi znamo šta je mit. Saznanje o nekome ili nečemu koje se duboko uvuklo u čovječju svijest i postalo zakonom. Nepisanim ili pisanim. Zakonom, nesrušivim, povijesnim, činjeničnim i vječnim. Ovo je ujedno i novo vrijeme, kada su mitovi a i dogme u medicini počeli padati, jer su znanstveno dokazane studije pokazale da poneka dosadašnja vjerovanja nisu točna.

Zašto smo skloni vjerovati tako čvrsto u nešto?

Postoji psihološka studija g. Taubesa Gary-a po kojoj u našoj svijesti postoji stanje nazvano " cognitive dissidence". Kada na primjer postanete svjesni mogućnosti da ste bili u krivome, ne misleći pri tome na male stvari, nego da ste primjerice radili prema krivim pretpostavkama čitav svoj radni vijek, onda vaš mozak jednostavno iznalazi način da vas uvjeri, da ste vi još uvijek u pravu. To je jedan od mehanizama koji dogme drži čvrsto ukorijenjene za vrlo dug vremenski period.

Ispričati ću vam nešto o ponekim postavkama koje su se najnovijim naučnim dokazima pokazale netočnima ili krivima.

1. Sol

Ideja, da sol prouzrokuje visoki krvni pritisak je u stvari samo djelomično točna i sa naučne strane gledišta najnovijih istraživanja je, iako samo djelomično – mit.

Ne počnite se prerano veseliti kako ćete sljedeće jelo zasoliti do mile volje, jer vam je eto netko dao " zeleno svjetlo" i kako ćete svako jelo od sada soliti kao koza.

Nije svaki ljudski organizam isti. Otiđite na pregled liječniku i provjerite stanje vaših organa. Još se ne zna zašto nekim ljudima sol uopće ne šteti, a nekima – da. Ali, ono što je nedvojbeno utvrđeno je, da sve jestive soli nisu nikako iste. Jedne štete organizmu, a druge imaju povoljno djelovanje na organizam i liječe ga.
Obična jestiva stolna sol, se sastoji od po prilici 97,5% sodium klorida i 2,5% kemikalija kao što su jodin i absorbenti vlage, sušeni u preradi na 1.200° F. Ta velika toplina mijenja prirodnu kemijsku strukturu soli. Obična jestiva sol, koja vam može oštetiti zdravlje, nema ništa zajedničko sa nerafiniranom prirodnom soli, koja je esencijalna potreba za urednu biološku funkciju organizma.

U svakome slučaju, ako si na temelju vašeg zdravstvenoga stanja možete dozvoliti veću konzumaciju soli, imajte na umu da morate imati ravnotežu između natrija i kalija. Kalijum slabi utjecaj natrijuma na podizanje krvnog tlaka. Najnovija istraživanja pokazuju da već dnevna doza kalija od 1600 mg znatno smanjuje slučajeve moždane kapi, a to je doza koja se postiže konzumiranjem dviju banana i jednog avokada dnevno. Za veću dnevnu dozu od npr. 4700 mg dnevno može se još jesti riba, špinat, prirodni jogurt i krumpiri u ljusci. Konzumiranje navedenih namirnica je individualno i podrazumijeva one namirnice na koje niste preosjetljivi. Više o preosjetljivosti na namirnice možete pročitati u poglavlju o prehrani. Za prehranu upotrebljavajte isključivo prirodnu nerafiniranu morsku sol.

Na tržištu gotovo svih zemalja postoji prilično širok izbor produkata.

Evo nekih:

- Himalajska sol – možete je nabaviti u trgovinama bio proizvodima ili preko interneta
- Fleur de sel
- Prirodna morska sol
- Kosher Salz

2. Mlijeko i mliječni proizvodi / sirevi

Od uvijek se mlijeko i sve mliječne prerađevine smatraju hranom koja je prijeko potrebna organizmu i jedan je od glavnih temelja zdrave prehrane.

No to ne vrijedi za sve ljude.

U prvome redu je dokazano, da mlijeko nije dobro za probavu odrasla čovjeka, za razliku od dojenčadi i male djece.

U drugome redu, neki ljudi ne mogu konzumirati mlijeko i niti jedan proizvod koji ga sadrži, jer se suočavaju sa ozbiljnim probavnim problemima koji se pojačavaju ako se ne prekine sa konzumacijom. Tu se ubrajaju ne samo oni ljudi koji su alergični na laktozu, neko i oni ljudi koji imaju intoleranciju prema mlijeku i mliječnim proizvodima, zbog kazeina - mliječne bjelančevine. Alergija i intolerancija na laktozu je nemogućnost organizma da u procesu probavljanja razgrade specifične mliječne šećere. Ti šećeri koje mnogi ljudi nisu u stanju probaviti, završavaju u crijevima i tamo prouzrokuju bujanje bakterija i gljivica koje se normalno nalaze u crijevnoj flori, najčešće na prijelazu između tankoga u debelo crijevo izazivajući:

- napuhnutost,
- vjetrove,
- grčeve
- proljev ili pak zatvor,
- depresiju,

- žgaravicu
- umor,
- glavobolju

Laktoza je mliječni šećer i disaharid. Sva mlijeka – kravlja, ovčja i kozja, sadržavaju laktozu.

Osim tih dvaju grupa, postoje i ljudi koji imaju razne druge vrste alergija i/ili preosjetljivosti na te vrste namirnica, te također ne smiju konzumirati mlijeko i mliječne proizvode.

Također se konzumacija mlijeka apsolutno ne preporuča ljudima koji su skloni upalama sinusa, koje se stalno ponavljaju. Pod utjecajem mlijeka sluznica naših sinusnih šupljina proizvodi pretjerano sluz.

Jedna od najvažnijih stvari koje uvijek treba imati na umu je:
Svi smo različiti. Svi smo jedinke u samo jednom izdanju.

Uzmite si vremena i strpljenja i isprobajte koja hrana odgovara vašoj probavi, a koja ne.

Ako se ubrajate u one koji ne konzumiraju mlijeko i mliječne proizvode, zapamtite: to nije razlog da se okrenete prerađenoj hrani i umjetnim proizvodima.
Jedno od pravila kod kojeg ne možete pogriješiti je – kod izbora hrane ostanite blizu zemlji koliko je god to moguće: lokalni proizvodi, sezonska hrana, svježa hrana sa tržnica direktno od proizvođača ili ako imate mogućnost iz vlastitog vrta, terase ili balkona.

3. Voda

Najnovija naučna istraživanja od kojih je zadnje objavljeno sa strane australskih naučnika su potvrdila: mit da se mora piti deset čaša ili oko 2 litre vode na dan – je netočan.
Voda je neophodno potrebna za život. Čovjek treba održavati ravnotežu vode u svojem tijelu.

Ali – za potrebe zdravog čovjeka više vode ne znači garanciju za bolje zdravlje. Izuzetak i potrebu za povećanim unosom vode imaju samo ljudi u vrućim i suhim klimatskim uvjetima, atlete i ljudi sa određenim bolestima.

Osobe koje vježbaju na spravama u teretani pod normalnim toplinskim uvjetima ili u klimatiziranoj teniskoj hali, uopće nemaju fiziološki gledano potrebu da svako malo piju tekućinu. U naš organizam je ugrađen mehanizam za kontrolu balansa vode - žeđ.

Da li ste ikada čuli za pojam trovanja vodom ?
Prekomjerna konzumacija vode vas može dovesti u opasno toksično stanje, koje može završiti i letalno. Što nas je to uopće natjeralo da vjerujemo da se treba nalijevati vodom?

Pomodarstvo i industrija koja proizvodi flaširanu vodu, a o raznim energy drinks koji su obligatni u teretanama, da i ne govorim.

Prema naučnicima Dr.S. Goldfarb-u, specijalistu urologije i Dr. D. Negoionu sa Sveučilišta Pennsylvania u Philedelphiji, USA, postoje 4 glavna mita o povećanom unosu vode u organizam, koja - ne drže vodu:

- ispiranje toxina iz organizma
- pojačavanje tonusa kože
- manji osjećaj gladi
- smanjenje glavobolje

Normalno fizičko tijelo gubi oko 10 čaša vode dnevno : kroz znojenje, uriniranje, izdisanje i druge normalne tjelesne funkcije. Hranom se u organizam unosi oko 4 čaše tekućine dnevno. K tome se još sumiraju i pića koja se konzumiraju tokom dana, i to bez obzira da li su gazirana ili ne, sadrže kofein ili ne, ili šećere i umjetna sladila. Sve popijeno ide u račun konzumacije tekućine izuzev alkohola. Alkohol je jedino piće koje ne donosi organizmu vodu, nego je oduzima.

Jedna od žrtava trovanja vodom odnosno prekomjernim unosom tekućina u organizam je svjetski poznati umjetnik Andy Warhol, koji je umro od srčane aritmije. Njegova obitelj je tužila bolnicu, jer je smrt nastala kao direktna posljedica prekomjernog unosa tekućine u organizam pacijenta i trovanja vodom ili hyper-hidracije, nakon jedne rutinske operacije žući.
Studije koje su sprovođene na pustinjskim nomadima su pokazale da ljudi u vrlo ekstremnim uvjetima, mogu zadovoljiti potrebe organizma minimalnim unosom vode.

Vojska je također napravila izmjenu pravila unosa tekućine za svoje vojnike, koja je dovoljna, ali je upravo onolika da neće negativno utjecati na njihovu gotovost.

12.09.1999 vojnik baze američkih zračnih snaga US Air Force-a M.J.Schindler je umro od srčanog udara dva dana nakon prekomjernog unosa vode prilikom rutinske vojne vježbe marširanja od 5,8 milja. Kao posljedica toga US Air Force je izmijenila uvjete treninga regruta.

Ljudi jednako umiru od dehidracije kao i od prekomjernog unosa tekućine u organizam u kratkome vremenskom periodu.

Treba se jednostavno pouzdati u vlastitu potrebu za tekućinom i piti onda kada se osjeti žeđ. Inače ne.

Pouzdana i jednostavna kontrola prema Dr. D. Piercu, primarijusu na McMaster Unniversitiy in Hamilton, Ontario, Canada, je samokontrola urina: ako je vaš urin tamnije žute boje, onda ste na dobrom putu; ako je vrlo svijetao ili proziran, trebate piti nešto manje vode.

4. Zašto mnoge dijete dovode do neuspjeha ili Mit o kalorijama

U kratko rečeno zato, jer jedemo krivu hranu (mišljeno po sastavu namirnica), kombiniramo pogrešne grupe hrane, jedemo prevelike porcije ili čak jedemo u krivo vrijeme. Više o tome možete pročitati u poglavlju o prehrani.

Već decenijama se na tržištu pojavljuju sve vrste mogućih i nemogućih dijeta, neke su od njih, čak bih rekla i bizarne. Jede se po danima samo određena hrana, količina nije bitna, ili se - kao u Attkinsonovoj dijeti jedu meso(bjelančevine) i masnoće do iznemoglosti, pa onda oni koji već imaju po zdravlju, starosnoj dobi i konstituciji preduvjete za to, dobijaju srčani infarkt i moraju pod hitno biti podvrgnuti operacijama. A za neke i nema spasa: značajan je slučaj 20-godišnje djevojke koja je 2001 godine umrla zbog provođenja Attkinsove dijete. Takva količina proteina je stvarni šok za bubrege, naročito ako su bubrezi kod pojedine osobe i inače njezina slabija strana. Tako imate ljude koji drastično skinu težinu i postignu željenu težinu, ali tom dijetom tj. daleko prekomjernim unosom proteina i masti, sigurno dovode do katastrofičnog stanja svojeg organizma. Nije naodmet reći da je i sam Attkins umro od infarkta.
Postoje i vrlo ozbiljne dijete koje se temelje na naučnim istraživanjima. Jedna od njih je Low Glycemic Diet. Dr.Davida Jenkins-a sa Toronto University, koja je kreirana za potrebe osoba oboljelih od Dijabetesa ili šećerne bolesti, a koja se bazira na Glycemic index -

glikemičkom indexu (GI). GI je jednostavno rečeno broj na skali od 1 do 100 koji pokazuje koliko ugljikohidrati sadržani u pojedinoj hrani dižu razinu krvnog šećera. Naravno, postoji "ali", a taj se odnosi na ogromnu razliku u tome koja vrsta šećera se konzumira. Prema tome, ta bi dijeta trebala biti primjenjivana na osobama za koje je kreirana - dijabetičarima. O tome ćete moći više saznati iz moje nove knjige o dijetama .

Uglavnom, tisuće mahom beskorisnih dijeta izlaze u obliku knjiga, brošura, članaka, donose ih razni magazini da bi povećali tiražu prodaje i to naročito prvih dana Januara u novoj godini, kada se donose čvrste odluke da se u vlastitome životu nešto promjeni ili pred ljetne praznike, kada se želi obući bikini. Pa se onda obično ipak odjene tankini, jer dijeta baš i nije uspjela.

Fraza koju naglašava Dr. Robert Lustig u dijetalnoj prehrani je:
" izokalorično", ali ne i "izometabolično". Što to znači?
To obara mit o svim onim silnim dijetama koje propisuju razno razne nenormalne uvjete prehrane. Jednostavno rečeno to znači da ako konzumirate jednaku količinu kalorija fruktoze i glukoze (voćnog i običnog šećera), ili fruktoze i bjelančevina, ili pak fruktoze i masti, ste sa svakom od ovih grupa namirnica iste kaloričke vrijednosti , uspostavili potpuno različitu metaboličku memoriju organizma. Ova će metabolička memorija u daljnjem lancu biti odgovorna za hormonalnu reakciju, a ta će hormonalna reakcija biti odgovorna za to , koliko masti ćete u tijelu nakupiti. Prema tome nije svejedno koju hranu konzumirate u istom obroku. Najviše odgovorna za stvaranje masnih stanica a time i debljanje je fruktoza. Zašto je tako, pročitajte u poglavlju o prehrani i dijeti.

Posve isti broj kalorija različitih namirnica ili grupa namirnica ima dijametralno i dramatično drugačiji efekt. I to bez obzira na činjenicu da su kalorije pomno izračunate i stvorene tj. generirane na isti energetski način. Jedine dijete koje se zasnivaju na metaboličkim zakonima funkcioniranja organizma, biti će nabrojane u poglavlju o prehrani. To nikako ne znači da se ukupni dnevni broj unosa kalorija smije zanemariti, ali kalorije ne znače samo brojenje, već imaju svoja pravila. Pri određenoj težini naše tijelo sagorijeva određeni broj kalorija. Ako težinu smanjimo, u svrhu svjesnog mršavljenja, onda sagorijevamo i manji broj kalorija dnevno. Naš metabolizam se navikava na unos određenog broja kalorija, koji moramo sve više smanjivati, ako još želimo smršaviti i nismo došli do željene težine. Inače ćemo doživiti tzv. "plateau", tj. onu granicu na kojoj će se metabolizam našeg organizma adaptirati na broj unesenih kalorija i težinu više nećemo gubiti. Da bi nastavili sa gubitkom težine, moramo unositi sve manji broj kalorija dnevno, koji ne smije biti manji od naših osnovnih potreba. Ukupni dnevni unos kalorija koji je manji od 600 Kcal se smatra nedovoljnim, odnosno, 600 Kcal je najdonja dnevna granica unosa kalorijske vrijednosti , ispod koje dolazi do oštećenja organizma i rezultira u anoreksiji. Plateau je međutim ujedno i vrijeme i točka na kojoj moramo početi kombinirati neku vrstu fizičke aktivnosti koja će u formuli ukupnog broja dnevno unesenih kalorija u naš organizam putem hrane koju konzumiramo, povećati ukupni broj kalorija koje možemo konzumirati dnevno, a da ipak dalje mršavimo.

5. Soja

Tradicija konzumiranja soje potiče još iz 11 stoljeća BC. znači stara je oko 3.000 godina i to iz istočnog dijela sjeverne Kine. Godine 1765 soja je dovezena na američki kontinent i od tada ne silazi sa jelovnika. U grupama konzumenata su najraširenija dječja nadomjesna prehrana, kada majčino mlijeko nije dostupno, žene u menopauzi a naročito ga koriste osobe koje su vegetarijanci ili oni koji su vegani i to zbog svojih osobitih sastojaka i zdravog utjecaja na ljudski organizam.

Soja je naime dobar izvor proteina biljnog porijekla. Također sadrži i 8 esencijalnih aminokiselina koje su organizmu neophodno potrebne. Sojino mlijeko se nametnulo kao idealna zamjena za kravlje mlijeko jer ne sadrži proteine i masne kiseline životinjskog porijekla, nego nezasićene esencijalne masne kiseline koje smanjuju kolesterol. Osim toga izvrstan su izvor B vitamina (Nyacin i folijati), te željeza. Biljni proteini soje čuvaju funkciju srca i krvožilnih organa. (Anderson et al., 1995)

Zahvaljujući naglom usponu novih tehnologija, najnovija istraživanja su pokazala da soju usprkos njenim vrlo korisnim i hranjivim sastojcima, treba konzumirati jako ograničeno, a poneki je ljudi ne mogu ili je ne bi trebali jesti. Tako su se naročito posljednjih nekoliko godina , pa čak i posljednjih mjeseci pojavili naučni radovi koji su pokazali da redovna konzumacija soje u većim količinama, kao i hranjenje dojenčadi sojinim mlijekom kao supstitucijom za majčino mlijeko može imati ozbiljne ili čak i teške posljedice:

* Alergije i teške probavne disfunkcije probave

* Crush down imunog sistema

* Može izazvati problem rasta u djece

* Sadržaj Phytotripsina u soji može potencirati antithyreoidne agense koji mogu uzrokovati rak štitne žlijezde
* Sadrži inhibitore trypsina koji mogu ugroziti funkciju pankreasa

* Analogni sastojci vitamina B12 u soji se ne apsorbiraju probavom nego čak i pojačavaju potrebu za vitaminom B12 što se naročito tiče osoba koje su vegetarijanci ili vegani.

* Za vrijeme prerade soje se stvara glufosinatni amonium koji je po strukturi sličan Amino kiselini zvanoj glutaminska kiselina, a taj je snažan neurotoksin.

* Soja sadrži značajne količine aluminiuma koji je štetan za nervni sistem i bubrege.

(Gail Elbek, 09.02.2010; Kaayla Daniel, PhD, 2012; Weston A Price Foundation, 30.04.1999)

6. Uzrok kardiovaskularnih bolesti

Doktrina da su povišene vrijednosti Cholesterola u krvi uzrok kardiovaskularnih oboljenja, to znači oboljenja srca i krvnih žila, su bile nepobitna činjenica. Prepisuju se lijekovi tzv. Statini za smanjenje Cholesterola u krvi, a moguća pobijanja te teorije i prakse se smatraju čistom herezom, pa čak i liječničkom pogreškom. Te postavke su naučno srušene dok ovo pišem i postale su - mit.

Pretpostavke od prije nekoliko godina da su pravi uzroci bolesti srca i krvnih žila upalne promjene u stjenkama žila su se naučno potvrdile i tako načinile pomak u paradigmi liječenja kardiovaskularnih bolesti.

Pojednostavljeno rečeno, bez kroničnih upalnih procesa u tijelu, nema niti upalnih promjena u stjenkama žila, pa Cholesterol u tome slučaju klizi slobodno kroz žile, ne zaustavlja se lijepeći se na stjenke žila zatvarajući ih. Akutna upala u tijelu je prirodna odbrana tijela protiv napadača organizma kao što su bakterije, toksini i virusi. Kronična upala organizma , naprotiv je vrlo štetna po organizam i vodi do bolesti srca, infarkta, moždane kapi, dijabetesa i debljine. I u konačnici, do starenja i smrti. Kronična se upala naime po najnovijim istraživanjima stvara zbog dugogodišnje preporuke za smanjenom konzumacijom masnoća u dijeti, koja je stvorila pomake u proizvodnji hrane nudeći nemasnu hranu obogaćenu skrivenim šećerima i kalorijama, govoreći tek od nedavno da su jedine preporučljive masnoće Omega-3 ulja . Svaka hrana ili namirnice koje su nastale u procesu prehrambene proizvodnje, ne samo da sadrže više šećera, koji se onda veže na konzumirane proteine te dovodi do kronične upale stijeni žila, već su te namirnice pripravljane u sojinom ulju i ulju kukuruza, koja su po sastavu Omega-6 ulja. U tome ulju se prže svi čips- produkti kao i sav pommes frittes. To dovodi do disbalansa u omjeru Omega-3 ulja, jer su molekule Omega-6 masnoća esencijalne - to znači da su prirodni dio svake stanične membrane odgovoran za propusnost stanične stjenke. Ako se Omega-6 masnoće konzumiraju u širokoj prehrani proizvoda i gotove hrane, jer produljuju vijek trajanja tih proizvoda na policama trgovina, onda stanične stjenke počinju proizvoditi tzv. Cytokine koji neposredno uzrokuju upalu. Osim toga, zbog neprimjernog unosa kalorija dolazi do debljanja, povišenih vrijednosti šećera u krvi i tako se stvaraju kardiovaskularne bolesti, visoki tlak, dijabetes pa i prema zadnjim studijama - Alzheimerova bolest.

Proces kronične upale ostaje dugo posve nezamjetan a začarani krug radi konzumacije prerađenih proizvoda i jela, se zatvara - svakoga dana sve više i više. Jedini način da se to izbjegne je da se ne konzumira prerađena hrana, da se ne hrani sa polica samoposluga, nego da se jede samo neprerađena hrana - npr. prirodno povrće kuhano na pari, umjereno zasoljeno i začinjeno maslinovim uljem ili iznimno nešto maslaca od goveda koja se hrane na pašnjacima. Još je bolje primjenjivati Ghee (maslo) dobiveno od organskog maslaca.

(Dr. Dwight Lundell, primarius i šef odjela za kardiovaskularnu kirurgiju Surger at Banner Heart Hospital, Arizona, US: The Cure for Heart Disease and The Great Cholesterol Lie , 19.08.2012)

I na kraju, upotrebite svoj zdravi razum: ako se hranite samo neprerađenom hranom, pripravljate je sami upotrebljavajući isključivo maslinovo ulje i vrlo malo soli - izbjeći ćete ujedno i problem povišenog kolesterola. Prema tome, ma kakav bio ishod žestoke polemike među naučenjacima i specijalistima, vi ćete svakako ostati - na sigurnoj strani.

3. Poglavlje

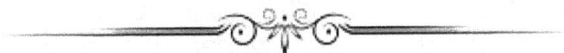

Bioenergija

Bioenergija je životna energija, koja se kao što i ime kaže nalazi u svim živim bićima. Sve što je živo, to znači i ljudska bića i životinje i biljke, posjeduju bioenergiju. Ako bioenergije nema, biće je mrtvo. Bioenergija je dio univerzuma i poznata je tisućama godina.prvi zapisi o Bioenergiji potječu iz Kine, a opisani su u I Ching, što u prijevodu znači " Knjiga promjena " oko 1122 BC. I Ching govori o tri energije koje se kasnijim saznanjima isprepliću: Kozmičkoj energiji, Zemaljskoj energiji i Ljudskoj energiji. Oko 300. godine BC u Kini dolaze do saznanja da se ljudska energija može mijenjati u kvalitetu i kvantitetu a time i utjecati na liječenje bolesti. Razvijaju se u glavnom tehnike disanja i prenose se samo putem predaje, tako da zapisi iz toga doba gotovo ne postoje.

Oko 58. godine AD u Kini dolazi do pojave i širenja Budizma, koji se u uskim i vrlo zatvorenim okvirima budističkih samostana počinje baviti proučavanjem životne energije ili Bioenergije, koja se u njihovom jeziku naziva Chi. Budistički su svećenici provodili svoja proučavanja, pokuse i tehnike posve odvojeno od javnosti i širokih masa. Svećenici su provodili tehnike manipuliranja Bioenergijom na vrlo dubokim razinama sa ciljem da utječu na Bioenergiju organa i na starenje čovječjeg organizma. Zapisa iz toga doba nema i ne zna se točno koliko daleko su svećenici dospjeli u svojim tehnikama, ali vjerojatno je da su u tome bili uspješni, jer su poznati zapisi o budističkim svećenicima od kojih su mnogi daleko nadmašili starosnu granicu od 100 godina.

Zapadni svijet, međutim doživljava stagnaciju napredka i ljudskog integriteta pa se to odražava i u medicini, pišući u povijesti jedno od najstrašnijih razdoblja ljudske povijesti - mračno doba srednjeg vijeka: inkvizicija, progoni, mučenja, gušenje svega što je napredno, novo i ima viziju ili slobodu. Naprosto brisanje svih onih koji bi se uopće usudili misliti drugačije.

Godine 1911 u Kini dolazi do obaranja dinastije Ching sa vlasti. Mnogi dokumenti i zapisi koji su bili budno skrivani od javnosti i to tako da su bili usko vezani za religijske običaje, postaju time dostupni širim masama u narednim desetljećima. Na Bioenergiji su zasnovani osnovni temelji kineske medicine.

Napredkom tehnike i komunikacije ustanovilo se da su vrlo slične tehnike i zapisi postojali i u drugim dijelovima svijeta - u Japanu, Indiji i Bliskom Istoku, da nabrojim samo neke od njih. Razvoj Bioenergije u Zapadnome svijetu i kulturama zapadnih zemalja se je gledano u vremenskim mjerilima razvio relativno nedavno što i nije začuđujuće kada se uzme u obzir da je zanimanje za kinesku medicinu počelo tek prodorom Akupunkture kao jedne od kineskih metoda terapije u zapadnome svijetu. To je bilo u 70-im godinama prošlog stoljeća. Iako se obje metode liječenja - Akupunktura i liječenje Bioenergijom, razlikuju, spaja ih primjena jednake energije koja je svuda oko nas. Oduvijek su na cijelome svijetu postojali iscjelitelji. Ljudi koji su imali osjećaj za bolesna stanja i prirođenu vidovitost, liječili su druge ljude oko sebe primjenjujući zapravo Bioenergiju, bez da su to zapravo znali.

Kako je zapad velikim napretkom nauke i medicine priznavao samo ono što se vidi ili se može dokazati, Bioenergija za njih nije postojala: nešto što se ne može izmjeriti ili prikazati mjernim instrumentima, toga - nema.

Albert Einstein je bio poznat i po svojim izrekama i mislima, čija dubina i smisao vremenom sve više pokazuje svoju zakonitost. U njegovome uredu je na vidnome mjestu bila izvješena njegova izreka:

" Not everything that counts can be counted, and not everything that can be counted counts "
-
" Nije sve što je bitno mjerljivo, niti je sve što je mjerljivo bitno "

4. Poglavlje

Valovi

Elektromagnetski valovi

"Onog dana kada znanost počne proučavati nefizikalne
pojave, u deset godina napredovati će više nego u svim
ranijim stoljećima svoje povijesti."

Nikola Tesla (1856 - 1943)
fizičar, kemičar i matematičar

Elektromagnetski valovi se nalaze svuda oko nas.

THE ELECTROMAGNETIC SPECTRUM

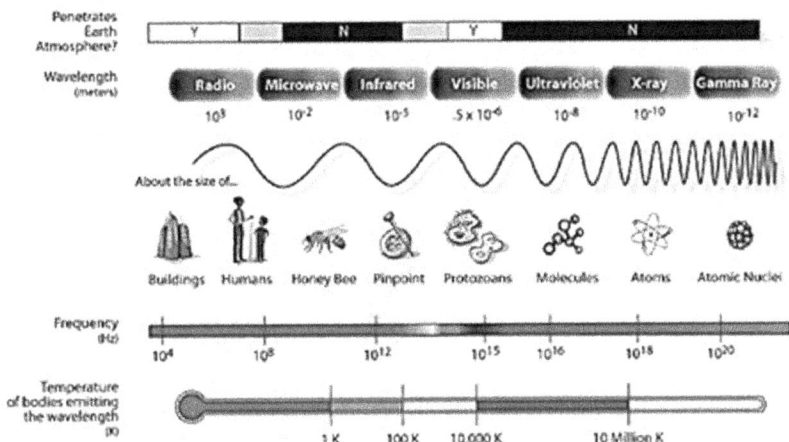

Sredinom 19.stoljeća William Gilbert je otkrio polaritet magneta i brojni istraživači su počeli izvoditi pokuse s novim otkrićem - elektricitetom. Maxwell je 1856 g. napravio teoretski opis elektromagnetskih (EM) valova. Da bi se valove proizvelo i dokazalo u pokusu, frekvencija EM valova koju bi proizvodio titrajni krug, morala bi biti jednaka frekvenciji tj. brzini svjetlosti. Međutim, takva oprema nije postojala. Tek 20 godina kasnije, je Heinrich Herz uspio prikazati povezanost EM valova sa svjetlošću i time dokazao da se valovi mogu stvoriti i širiti kroz prostor.

Međutim, globalno je EM valove prvi dokumentirao **Nikola Tesla** u svojem laboratoriju u Colorado Springsu, USA 1899 godine. U okviru tih pokusa Tesla je ustanovio da je rezonantna frekvencija EM valova oko 8 Hz (Hertza), točnije 7,68 Hz dokazavši da je i rezonantna frekvencija Zemlje, također 8 Hz.

Tek 1950 godine su znanstvenici dokazali postojanje omotača/šupljine oko cijele zemaljske kugle koja se prostire na udaljenosti od 80 km od zemljine površine u atmosferu tj. dopire do Ionosfere. Nazvana je Schumannova šupljina ili resonanca.

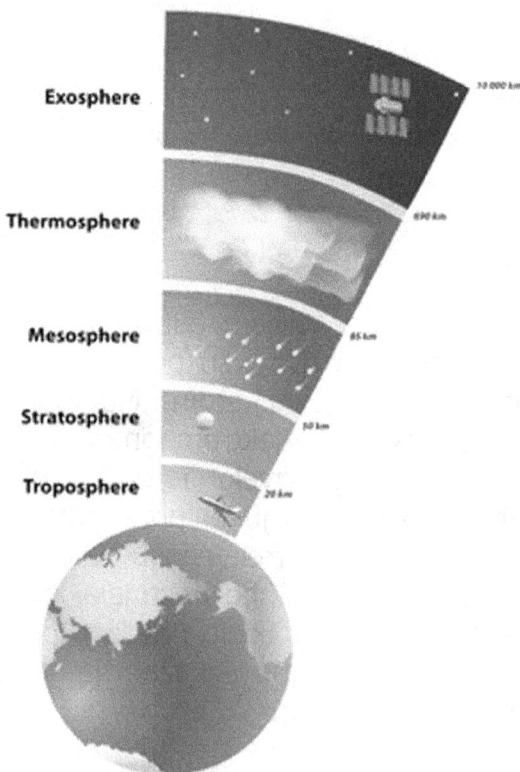

Exosphere

Thermosphere

Mesosphere

Stratosphere

Troposphere

Schumannova šupljina nije konstantna u brzini i širenju

EM valova. Faktori koji u šupljini utiču na različitu rasprostranjenost i intenzitet EM valova su različita električka provodljivost Ionosfere, razlika između dana i noći, razlika u magnetskom polju Zemlje, apsorpcija na zemaljskim polovima i drugi faktori.

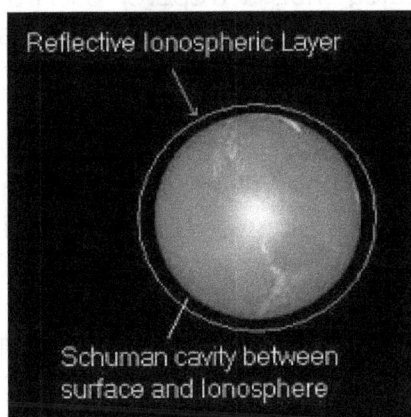

Reflective Ionospheric Layer

Schuman cavity between surface and Ionosphere

Moždani valovi

Neuroni čovječjeg mozga trepere/ osciliraju u različitim frekvencijama odnosno valovima bez prestanka. Svaka od frekvencija dominira u pojedinoj situaciji.

Alpha moždani valovi otkriveni su prvi od ostalih moždanih valova nakon što je znanstvenik Dr.Berger izumio elektroencefalograf (EEG). Dobili su ime po grčkom slovu Alpha, koje je prvo slovo grčke abecede i imaju točno istu frekvenciju kao i Zemlja i omotač oko nje - 8 Hz. Ponekad se nazivaju i Bergerovi valovi u čast izumitelju. To su najznačajniji valovi u čijim frekvencijama se čovjek nalazi u opuštenom i meditativnom stanju uma. To je stanje uma u kojem je čovjek budan, ali posve opušten i u kojem se događaju iscjeljenja, usklađuje se rad obiju moždanih polutki, uklanja se stres i depresija i potiče mašta i kreativnost. Alpha valovi imaju optimalnu frekvenciju pri aktivnosti mozga kod budne osobe sa zatvorenim očima. Ne postoje do dobi od 3 godine, a noviji naučni radovi pokazuju djelovanje Alpha valova kod komunikacije.

(Palva & Palva.,Trends Neurosci, 2007)

Alpha moždani valovi su naša podsvijest, svi naši programi pohranjeni u mozgu kao i kompletna operativna sposobnost pojedinca. Pa kako da se dovedemo u stanje Alpha valova ?

Postoje ljudi koji mogu upravljati moždanim valovima u određenim situacijama i smatraju se darovitima. No ostali ljudi koji nemaju takve urođene sposobnosti, mogu ih ciljanom vježbom razviti. Jedna od metoda koja se preporuča a o kojoj će biti govora kasnije je metoda vizualizacije. Idealni uvjeti terapije bioenergijom su za oboje - i terapeuta i primaoca terapije - stanje Alpha moždanih valova.

Čovjek posjeduje moć stvaranja snagom misli.

Evo i ostalih moždanih valova i njihovih frekvencija.

* Delta valovi (0.1 do 4 Hz) - stanje dubokog sna/ snovi
* Theta valovi (4 do 7 Hz) - stanje sna, područje hipnoze
* Beta valovi (12 do 25 Hz) - normalna svijest budnog čovjeka
* Gamma Valovi (25 do 100 Hz) - transcendentalna meditacija

Mozak bez prestanka proizvodi valove na raznim frekvencijama i tako određuje stanje uma.

Delta valovi su vrlo usporeni i predstavljaju fazu najdubljeg sna (REM), a Theta valovi koji su nešto više frekvencije spadaju također u stanje sna i predstavljaju stanje duboke opuštenosti i mira u kojemu je moguće provoditi hipnozu. Neki ih naime psiholozi nazivaju granicom između svijesti i podsvijesti u kojoj su pohranjene uspomene, osjećaji i doživljaji, ali i uvjerenja koja određuju određenu osobu. Neposredni prijelaz iz Theta faze je Alpha faza, koja počinje već na frekvenciji od 7.65 Hz. U te dvije faze frekvencije između 4 i 11 Hz, znači u Theta i Alpha fazi se transformiraju obrasci ponašanja i vjerovanja i upravo tu su utisnuti, duboko na granici svjesnog i nesvjesnog, pa se kreiranje novih afirmacija i želja , treba , da bi bilo djelotvorno i uspješno poduzimati tek kada se dođe do frekvencije Theta ili Alpha valova.

Beta valovi su stanje normalne svijesti budnoga čovjeka kada analiziramo, procjenjujemo situacije i visoko smo koncentrirani uz mentalnu napetost. Gledajući čovjeka u dnevnom ritmu, najzdraviji je prelaz od Delta i Theta valova u stanje polaganog buđenja - Alpha valovi, pa tek onda, prelaz u Beta valove. U svakodnevnici to znači da je preporučljivo kada se probudite, da ostanete od trenutka kada vam dođe u svijest da ste budni, još nekoliko trenutaka ležati, otvarajući i ponovno zatvarajući oči nekoliko puta. Nakon toga je dobro protegnuti se u krevetu, kako bi vaša Aura ili energetski omotač dobili svoju formu oko tijela. Tek onda ustanite normalnim pokretima. Nikako ne skačite ili iskačite iz kreveta. Za buđenje izaberite radio sa muzikom, koja ne treba biti preglasna kod buđenja. Ako ste se ipak odlučili za budilicu, onda nabavite jednu koja počinje vrlo tihim, jedva čujnim tonom, koji se onda pojačava. Današnje budilice imaju i funkciju ponovnog buđenja nakon što ste pritisnuli "stop" tipku. Namjestite vrijeme buđenja malo ranije nego što vam je potrebno, tako da možete ostati u krevetu do sljedećeg aktiviranja budilice. Na taj način polako prelazite iz Alpha faze u fazu budnosti, tj. Beta fazu. Vidjeti ćete da će sve ići bolje toga dana, ako ga započnete postepenim buđenjem tj. postepenim uvođenjem moždanih aktivnosti u višu frekvenciju.

Gamma valovi su valovi sa titranjima odnosno frekvencijom između 25 i 100 Hz. (Želim napomenuti, da ne bi bilo pogreške: Gamma valovi su frekvencije mozga koje su dobile ime po grčkom slovu Gamma i nemaju ništa zajedničko sa pojmom - Gamma zračenja !) To je stanje uma koje se smatra savršenim. Um je potpuno miran i opušten, ali budan.

Frekvencije Gamma valova su testirane na tibetanskim budističkim svećenicima u stanju duboke meditacije, točnije transcendentalne meditacije. Dokazano je da se u tome stanju uma oslobađaju endorfini i da te frekvencije djeluju zato obnavljajuće na tijelo i donose bistrinu uma.

"Ulaz u transcendentalnu meditaciju je naporan posao", izjavio je Dalaj Lama, koji svako jutro sprovodi 4 sata u toj vrsti meditacije. " Volio bih da se konačno izumi brži put za ulaženje u stanje meditacije."

O `Nuallain, Journal: Cognitive sciences, 30.05.2009

M.Kaufmann: Meditation gives brain a change: Study Finds, 03.05.2010

Bioenergija i skalarni valovi

Bioenergija je poznata tisućljećima i prenosila se u raznim kulturama i dijelovima svijeta pod različitim imenima.

Chi, Ki, Prana, Pneuma, Brahma, Akasha, Orgon, Bioplazma, Mana, Mungo, Baraka, Bioenergija, Skalarna energija, da nabrojim samo neka od imena za istu vrstu inteligentne energije.

Bioenergija je skalarna elektromagnetika.

Skalarni valovi su elektromagnetski (EM) valovi i predstavljaju novi fizički entitet, koji nadilazi sve okvire poimanja klasične fizike.
Nikola Tesla, jedan od najvećih umova i inovatora je još 1899/ 1900 godine u svojem laboratoriju u Colorado Springsu, USA, zahvaljujući svojoj izvanrednoj pronicljivosti i intuiciji dao nesaglediv doprinos nadogradnji klasične teorije dinamičkih elektromagnetskih polja koju je u 60-tim godinama 19 stoljeća egzaktno formulirao u obliku parcijalnih diferencijalnih jednadžbi, britanski fizičar Clerk Mawell (1831 - 1879).

Tesli je pošlo za rukom da svojim snažnim emisionim uređajem eksperimentalno proizvede skalarni val, koji je dobio ime po dijelu Maxwellove jednadžbe, koja je bila zapisana u skalarnom obliku.

Skalarni val je, pojednostavljeno rečeno složen elektromagnetsko - gravitacijski (EMG) val čudnih svojstava. Time ne mislim reći da su to natprirodna svojstva, nego su složena prirodna pojava općeg skalarnog vala u kojem je EM ili G komponenta jednaka nuli. Skalarni valovi su naučno nastali iz Einsteinove Opće teorije relativiteta u superrelativnosti u četverodimenzionalnom hiper-prostorno- vremenskom diskontinuitetu.

Pojednostavljeno rečeno, skalarni valovi se razlikuju od elektromagnetskih (EM) valova i gravitacijskih (G) valova po tome što se šire prostorom koji je hiperprostor ili 4D prostor, jer se sastoji, za razliku od našeg materijalnog 3D prostora i svijeta u kojem živimo, od 4 nezavisne prostorne dimenzije - 3D plus vrijeme, pa je prema tome jedna od glavnih karakteristika skalarnih valova da se mogu kretati i kroz prostor i kroz vrijeme. Ne postoje materijalne prepreke koje mogu zaustaviti skalarne valove. Jedina iznimka su geometrijska tijela posebnih oblika, napravljena od dielektričnog materijala koja se u određenim uvjetima privlače, prelamaju i fokusiraju. Tim područjem se u nauci bave mnogi istraživači. Ta neobična svojstva skalarnih valova bitno otežavaju njihovo otkrivanje i mjerenje. No u određenim se uvjetima skladani valovi, za razliku od gravitacijskih (G) valova, mogu (zlo)upotrebljavati na različite načine. Upravo time je skalarna elektronika ušla u područje strogo povjerljive vojne fizike.

U svojim istraživanjima Nikola Tesla je otkrio da se skalarni valovi kreću 4D prostorom i samo ponekad dodiruju naš svijet realnosti tj. trodimenzionalni 3D prostor koji kao najveću moguću brzinu ima brzinu svjetlosti. Kako u 4D hiperprostoru kretanje valova nije ograničeno vremenom, valovi se rasprostiru gotovo trenutno. Mjesta ili pukotine gdje 4D hiperprostor na kratko dodirne i uđe u naš 3D prostor su vrata u 4D hiperprostor. Taj dodir je zapravo izmjena energije koja protiče i odvija se preko virtualnih fotona koji imaju nultu masu i nestabilni su, pa kada preskoče u naš 3D svijet u kojem se odvija naš život, oni se zbog svoje nestabilnosti ubrzo vrate natrag u više energetsko stanje i kod toga stvaraju skalarni val ili torzijsko polje, što je ruski izraz za skalarni val. Kod dva ili više takvih mjesta gdje je 4D hiperprostor napravio "vrata" ili "otvor" u našem 3D prostoru, nastaju "tuneli", kojima se može slati signale, energiju ili čak putovati bez gubitka vremena (interstelarna putovanja).

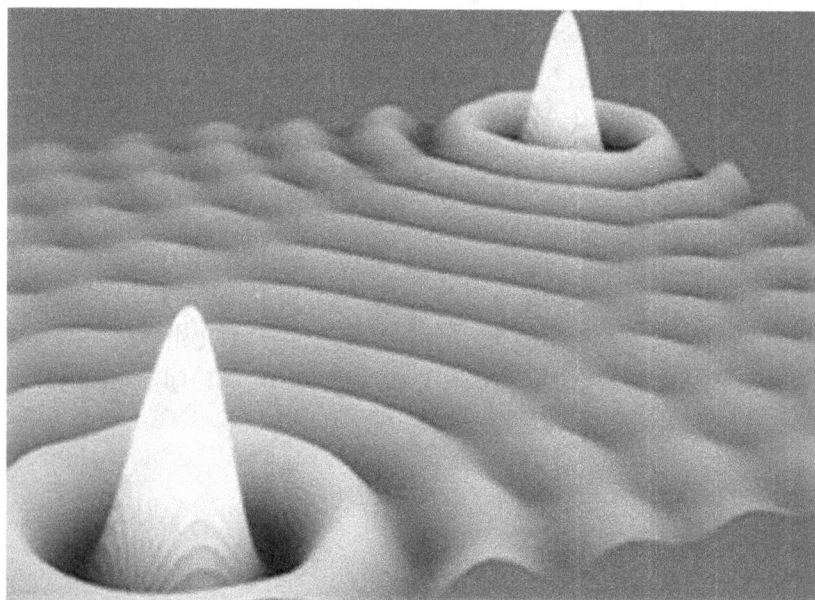

5. P o g l a v l j e

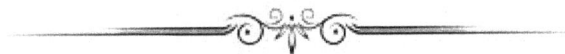

Primjena skalarnih valova

Kuglaste munje Nikole Tesle

Nakon smrti Nikole Tesle 1943 u New Yorku u njegovoj bogatoj ostavštini ostali su zapisi i skice uređaja koji su još uvijek predmet istraživanja, a neki zapisi su nestali.

Tesla je uvijek govorio o neiscrpnim izvorima kozmičke energije i mogućnostima njihovog korištenja u miroljubive svrhe, što je dokazao svojim experimentima na snažnom emiteru u svojem laboratoriju u Colorado Springsu gdje je pomoću visokonaponskog visokofrekventnog rezonantnog transformatora poznatijeg pod imenom - Teslin transformator, proizvodio skalarne valove i držao ih odgovornima za pojavu još znanstveno nepotpuno istraženih kuglastih munja. Tesla je u govorima koje je držao pri prezentaciji svojih pokusa rekao da ne želi da se njegova otkrića i slobodna energija zloupotrebe, ali da je time otvoreno jedno novo poglavlje u naoružanju koje premašuje sve što postoji ili će se razviti u skoroj budućnosti. Publika je skoro redovito sa divljenjem ali i nevjericom slušala njegove govore, ne shvaćajući niti izbliza bit onoga o čemu je Tesla govorio i čega je postao svjestan prilikom svojih pokusa, rekavši da su njegovi experimenti prekretnica za cijelo čovječanstvo. On je bio svjestan činjenice da je jako daleko ispred svoga vremena, pa je jednom prilikom rekao:

"Sadašnjost je njihova, ali budućnost za koju stvarno radim, pripada meni"

Na temelju Teslinih skica, koje su ostale nakon njegove smrti odmah, te iste 1943 godine, za vrijeme II svjetskog rata, skalarna energija je isprobana eksperimentima "Philadelphia", a kasnije i "Montauk" te na projektu HAARP.
Živeći u vremenima iza Tesle i znajući za mnoge eksperimente i razvoj, te promjenu Teslinih pronalazaka, kao i svojih vlastitih, Albert Einstein je potvrdio Tesline postavke rekavši jednom prilikom:

" Ja ne znam kojim će se oružjem voditi treći svjetski rat, ali znam koje će se oružje upotrebljavati u četvrtom svjetskom ratu - batine i kamenje. "

Experiment Philadelphia

Godine 1943 kada se rat zahuktao punom snagom na svim frontovima, američke snage vojne mornarice US Navy su izvele experiment sa brodom USS Eldrige kako bi postao nevidljiv za radare, upotrijebivši saznanja o skalarnoj energiji. Proizvevši skalarne valove po planovima Nikole Tesle, brod ne samo da je postao nevidljiv za radare, nego se teleportirao u 300 km udaljenu luku Norfolk. Da šok i nevjerica budu veći, jedan je mornar bio naslonjen na željeznu konstrukciju broda u trenutku kada su isključili generator koji je proizvodio skalarne valove. Ruka mornara je praktički ostala utisnuta u željezo i kao da se "ulila" u čelik. Učinak skalarnih valova je izbrisao granicu realnog i nerealnog. O tome je puno kasnije, iza rata, snimljeno nekoliko filmova.

No šok nastaje tek onda kada smo svjesni činjenice, da je nešto slično ostvario i veliki tibetanski jogi Milarepa - u 11 stoljeću prije Krista. Bio je sposoban proizvesti skalarne valove u čijoj fazi djelovanja je načinio otisak svoje ruke u kamenu.

Projekt HAARP

Projekt HAARP želim opisati ukratko kao doprinos potpunijem razumijevanju primjene i djelovanja skalarnih valova tj. kozmičke bioenergije. To je projekt na Aktivnom Auroralnom Istraživanju Visoke Frekvencije ili High - frequency Active Auroral Research Program -(HAARP).

Primjenom skalarnih valova se u okviru toga programa, koji je bio jedan od prvih te vrste u razvoju skalarnih valova, dovelo do promjene parametara kao što su kemijska struktura, temperatura i vlažnost u višim slojevima atmosfere , točnije u Ionosferi (dio atmosfere na visini od 50 do 80 km koji sadrži veliku količinu naelektriziranih čestica - iona, pa je po tome i dobio ime) i tim projektom je zapravo započela era djelovanja na klimu i manipuliranja njome. U današnjem razvoju elektronike, tehnologije a time i tehničkih mogućnosti, čiji je razvoj upravo eksplodirao u posljednjih 20 godina, moguće je proizvesti padavine, oluje, tornada pa čak i potrese.

Pa zašto se onda sve naučne, slobodoumne i politički relevantne grupacije na ovome Planetu pitaju kako dolazi do globalnog zatopljenja ? Jedan od uzroka je sigurno zagađenje atmosfere. Vode se silni simpoziji, naučni radovi, elaborati, predavanja i kongresi, kako je glavni uzrok čovječja nemarnost i zagađivanje okoline.

Bez sumnje, to je točno. Ali da li je to potpuna istina? Nije.
Program HAARP je najkontroverzniji projekt američke vlade ikada poduzet u cjelokupnoj povijesti Amerike. Projekt u sebi implementira naučno dokazane pokuse o stvaranju zaštitnih štitova oko našeg Planeta Zemlje pa sve do prodiranja ispod površine Zemlje, na dubine koje do sada nisu viđene, te razvoja oružja koje može biti korišteno kao zapanjujuće oružje uništenja. Tko stoji iza

projekta HAARP ? Izuzev stručnjaka na polju fizike i matematike za obične ljude su to neke misteriozne sile. A u stvarnosti, to su ljudi u moćnim vladama, koji sebe smatraju elitom a time i vlasnicima svega oko sebe, pa prema tome i vlasnicima našega postojanja. Zašto je zaista rađen projekt HAARP ? Da bi dotične grupacije i lobiji određenih sila mogle zavladati svijetom.

Proizvode se uspješni filmovi naučne fantastike, kao što su npr. "Ratovi zvijezda", koji prikazuju utopijske prizore koji će možda jednom u dalekoj budućnosti postojati. Ali, za sada to je samo vješto prikazana naučna fantastika, i ništa više. Kada se izađe iz kino dvorane, iluzija prestaje i vraćamo se u stvarnost, u kojoj nažalost nema puno mjesta za istinu. Istina bi nas naime mogla osloboditi njihove kontrole. Pa se zato tehnologije i oružja koja su već u našoj stvarnosti proizvedena u tajnosti, maskiraju kao dobro prikazana fantazija u fantastičnim filmovima za široke mase. Time se istine prikrivaju i omalovažuju tako da se učine smiješnima i nerealnima.

A istina izgleda ovako: U najboljem slučaju je HAARP visoko sofisticirana nauka, koja je izmakla kontroli. U najgorem slučaju, to su oružja nepoznatih tehnologija odnosno futuristička tehnologija koja u sebi sadrži sve: od oružja na superzrake, do aparatura za kontrolu uma čitavoga svijeta.

Pozitivna primjena Bioenergije

Ako se tehnologija skalarnih valova ili kozmička bioenergija primjeni u miroljubive svrhe, ona daleko prelazi maštu čovjeka i mogućnosti svega do sada viđenoga. Donosi slobodnu i besplatnu energiju, antigravitacijski pogon, a time i smanjenje zagađenja našeg planeta Zemlje. Što je najvažnije Bioenergija se primjenjuje u liječenju i izlječenju svih bolesti, uključujući i svih formi raka. Pojednostavljeno ali za sada jedino znano objašnjenje izlječenja je da skalarni valovi prisiljavaju oštećene stanice da se vrate u zdravo stanje, preokrećući vrijeme bolesti.

Otto Warburg, dobitnik Nobelove nagrade je izjavio:
" Stanica raka ima napetost od 15 milivolta, stare stanice imaju napetost od 50 milivolta, a normalne zdrave stanice imaju napetost od 100 milivolta. Svaka stanica u tijelu ima nešto poput male baterije u sebi. Kada se baterija isprazni, što se najviše događa radi stresa, oštećenja ili bolesti, imate u sebi problem s elektricitetom."

Životna energija ili Bioenergija je oduvijek prisutna u univerzumu i relativno je dugo poznata. To je inteligentna vrsta energije koja, ako je pravilno primijenjena, dovodi do ozdravljenja time što puni energijom ispražnjene stanice svih živih bića: čovjeka, životinja i biljaka.

Bionergijom koja je uzmanjkala i djeluje na svim nivoima: molekularnim, staničnim, organskim i na cjelokupnom organizmu. Sve što živi posjeduje Bioenergiju. Biće koje Bioenergije nema, je mrtvo.

Božji kod

Naučnici koji se bave Bioenergijom koja je u biti skalarna elektromagnetika, razvijaju " teoriju strune ", pretpostavljajući kako se sve u Svemiru od Galaksija do subatomskih dijelova sastoji od sićušnih djelića energije u obliku struna (String Theory). Najnovija matematika "stvaranja energije" je dokazala da svijet kojeg poznajemo nije potpun: pokraj 4 poznate dimenzije (trodimenzionalnog - 3D prostora i vremena), vjeruje se da postoje i 6 posebnih dimenzija. Nitko još ne zna kakav oblik imaju te dimenzije.

Ako se ta " teorija struna" ili "String Theory" sagleda sa aspekta jednog matematičara ili atomskog fizičara, te dimenzije mogu poprimati bilo koji od desetine tisuća oblika, a svaki oblik odgovara svome Svemiru koji ima svoje fizičke zakone. U naučnome svijetu je uvijek problem, kako dokazati tvrdnju.

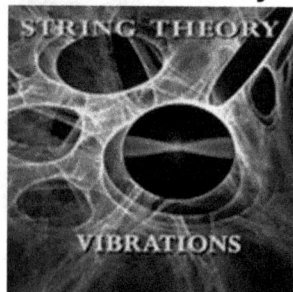

Kada bi se "teorija strune" ili "String Theory" mogla dokazati, ili bolje rečeno, kada se bude dokazala, doći će se do kritične točke teorije struna, a to će biti dokaz o " teoriji svega što postoji" ili, kako se još drugim imenom naziva - **božji kod.**

Polje namjere

Bioenergija tj. skalarni valovi se odazivaju na našu namjeru.

Ako se pomaknemo u "prazninu" i tako stvorimo skalarno polje, ono prevlada sve, i to tako što dovodi do kolapsa polja realnosti u kojem se svi nalazimo u našem trodimenzionalnome svijetu i vodi nas u drugo polje realnosti koje je usklađeno sa našom namjerom. I upravo tu, prestaju postojati granice - time mislim sve granice, ne samo one vremenske - i sve je moguće. Liječenje putem Bioenergije postaje realnost. Postoje naravno elementi koji utječu na uspjeh liječenja, a to su količina polja Bioenergije (skalarnog polja), koju ima onaj koji daje terapiju. To znači da djeluje kao sprovodnik, te je uspio ostvariti i unutrašnja ograničenja ili pak sposobnosti da svoju namjeru ostvari tj. liječenje Bioterapijom uspješno sprovede u djelo.
Da bi terapeut bio uspješan u pružanju liječenja Bioenergijom, znači prenosio tu inteligentnu energiju koja se nalazi svuda oko nas na pacijenta, on mora isključiti svoj mozak od svih dodatnih misli i ostvariti **polje pozitivne namjere.**

I Tesla je bio uvjeren, da skalarni valovi tj. Bioenergija utječu na misli, a i obratno, da su naše misli u stanju stvoriti skalarne valove tj. Bioenergiju, otkrivši nam tako pravu dimenziju Univerzuma u kojoj je čovjek samo jedan mali , ali ipak neraskidivi dio Univerzuma, a naša već eksperimentom dokazana percepcija realnosti u kojoj živimo tj. trodimenzionalnoga - 3D materijalnoga svijeta - je samo jedan dio Univerzuma, koji je preko više dimenzije povezan i materijalno i duhovno. To su ujedno i osnove, na kojima se temelje bioenergetska polja oko svakog živoga bića ili **Bioenergija**.

Razvoj i novija povijest liječenja Bioenergijom

Na onoj suprotnoj strani , posve oprečno od zla, vlada dobro.

Bioenergija je sa nama, u nama i oko nas. Treba je samo primijeniti.

Na tome je radio i u Trstu rođeni naučnik Antoine Priore, koji je bio elektroničar i radarski tehničar u francuskoj vojsci. Na temelju tisuća experimenata, koje je Priore izveo u 60-tim i 70-tim godinama prošlog stoljeća, na životinjama elektromagnetskom napravom, dokazao je gotovo 100% učinak u liječenju infekcijskih bolesti, bolesti imunog sistema, leukemija, svih vrsta raka, kao i ostalih bolesti. Rezultati pokusa liječenja su bili objavljeni 1960 godine. Kada je došlo do smjene u francuskoj vladi 1974 godine, Priore je izgubio većinu zagovornika koji su promicali njegov rad u prošloj vladi, a većina njegovih radova se "izgubila". Francuska je Vlada, rekao je kasnije naučnik Tom Bearden," konačno došla do spoznaje, kako se skalarni elektromagnetski val može primijeniti za izradu oružja koje je jače od bilo kojeg nuklearnog oružja."

Osim Toma Beardena, koji je projektirao i patentirao

"Motionless Elektromagnetic Generator" - MEG, fantastični uspjeh u liječenju raka i cijeljenju slomljenih kostiju Bioenergijom imao je i Rus Lahkovsky, koji je veći dio života radio u Francuskoj. Njegove zapravo vrlo jednostavne naprave su počeli upotrebljavati u bolnicama prije početka drugog svjetskog rata, a onda su "nestale" iz "nepoznatih uzroka".

Jedan od pionira u liječenju Bioenergijom koji su svjesno ili nesvjesno nastavili razvijati Teslina prvotna otkrića, je bio i Dr. Wilhelm Reich, koji je iz Austrije u bijegu pred nacističkim režimom pobjegao u USA i tamo radio na razvijanju Bioenergije, koju je on nazvao "Orgon". Radio je na razvoju uređaja za modifikaciju klime i razvio uređaj koji je nazvao "cloud busters" - "razbijači oblaka". On je samo bio jedan od nekolicine koji su pokušali primijeniti Bioenergiju, kao izvor besplatne energije u službi čovjeka i našeg Planeta. Uhapšen je od strane američke vlade, a radovi su mu bili uništeni, knjige spaljene, a on je umro u zatvoru, navodno od infarkta.

Danas, 70 godina kasnije, nastala su nova vremena. U liječenju metodom bioterapije postoje još uvijek nevjerice, ali se osjećaju i tenzije među onima, koji se bave tom vrstom liječenja - **Terapeutima bioenergije.** Jedno je sigurno: ne može se više osporiti iscjeljujuće djelovanje bioenergetske terapije na zdravlje. Pojavila se struktura ljudi koji su nastavili sa istraživanjem, proučavanjem i primjenom liječenja bioenergijom, tamo gdje su stali njihovi prethodnici. Ti su ljudi na svojem dugom, ali uspješnom putu bili su suočeni sa sumnjama, odbijanjem, ismijavanjem i optužbama. Sve to samo zato, jer su uspjeli liječiti po metodama bioenergije, koju još nije moguće prikazati u pokusima.

Danas je puno onih koji se bave liječenjem bioenergijom. Daju se razna imena bioenergetskim terapijama, kao što su npr. "Quantno liječenje", kao i mnogi drugi nazivi, da bi poslu kojim se bave jasno dali konotaciju naučnosti - bioenergija je dio Quantne fizike - i tako pokazali da se bave ozbiljnim poslom, a ne nekim šarlatanstvom. Drugi pokušavaju više pažnje dati komercijalnome aspektu, zaštićujući svoja vlastita imena i stvarajući brandove, kako bi svaki onaj koji izusti njihovo ime, bio pozvan da plati.Međutim, svi mi, smo samo jedni od mnogih. Liječenje Bioenergijom je oborilo sve granice, proširivši se po cijelome svijetu: USA, Irska, Rusija, Turska, Švicarska itd.- da nabrojim samo neke od mnogih.

U ne tako dalekim 70-tim godinama prošlog stoljeća, bili su to pojedinci koji su potvrdili svoj uspjeh na stotinama tisuća ljudi, od kojih im neki duguju i svoj život. Međutim u neprestanoj borbi za opstanak i u obranu svoje metode, ti su se kreatori metoda za kliničku primjenu bioterapije, uživili u ulogu Guru-a i polubogova, da bi na kraju svojeg puta u vrijednoj ostavštini svojih metoda liječenja, ostavili onaj ljudski pečat na koji ne bi trebali biti ponosni, a koji ih je sasvim sigurno skinuo sa njihova pomno građenog prijestolja.

Možda je ta borba od njih stvorila ono što su danas: u dobru i u zlu.Dokazali su, da su, u suštini samo ljudi,i to oni, koji su ispred svih ostalih imali priliku birati između dobra i zla, jer su prenosili , propovijedali i prodavali drugima to svoje znanje. Ali teško je živjeti po principima koje propovijedaju drugima.

Kako odabrati Bioenergetskog terapeuta

Kao i kod bilo koje druge vrste terapije, za koju se odlučite, i ovdje vrijede ista pravila. Između onoga koji daje terapiju- znači terapeuta i onoga koji je prima - znači pacijenta ili klijenta, mora postojati, odnosno mora biti ostvarena određena komunikacija, kao i ljudska i socijalna kompatibilnost. To se zove - raport. Raport uključuje ne samo simpatiju ili divljenje, on je i mentalna spona između terapeuta i klijenta, ona izrečena ili neizrečena klica povjerenja, koja je toliko važna, da predstavlja apsolutni uvjet za to, da se odlučite za terapiju baš na tome mjestu. Preporuka se dobiva, a povjerenje se stječe. Jedan od kriterija je, da se morate osjećati ugodno i biti spremni dati povjerenje svome terapeutu, tako što ćete biti izvor informacija koji mu je potreban da bi vam pružio uspješnu terapiju. To je glavni preduvjet za stvaranje raporta tj. za dobru i uspješnu međusobnu suradnju. S vremenom ćete steći određeno iskustvo i dobiti ćete osjećaj za to kako da izaberete terapeuta, bez obzira o kojoj se terapiji radilo. Ako niste u tome uspjeli, nemojte si predbacivati. Uspješan je onaj, koji se nakon pada ponovno digne. Idite dalje.

Liječenje Bioenergijom

Bioenergija je energetsko polje svakoga živoga bića: čovjeka, životinja i biljaka. Ako bioenergije nema, onda su dotična osoba, životinja ili biljka, mrtvi. Stanje zdravlja po definiciji medicine predstavlja odsustvo bolesti. Po definiciji holističke medicine optimalno zdravlje predstavlja balans uma, duha i tijela, a po

Bioenergetskoj medicini predstavlja stanje optimalnog zdravlja koje se očitava i izražava u neometanome protoku Bioenergije, kojim se postiže balans u tijelu a time i harmonija i koordinacija između tijela, uma i duha. O pojmu optimalnog stanja zdravlja se govori zato, jer nema idealnoga zdravlja, niti postoji čovjek koji je stalno i "idealno" zdrav. Balans ili ravnoteža omogućava slobodno proticanje Bioenergije koje ne samo da mora biti nesmetano, nego se mora nalaziti i u neprekidnom pokretu. Neizbalansirana ili preprječena bioenergija i njezin protok, znači da su putovi bioenergije kojima se ona kreće u tijelu, blokirani, pa je nesmetan protok zaustavljen i dolazi do neravnoteže ili disbalansa bioenergije u čitavome organizmu, a to vodi u bolest. Bolest se počinje razvijati puno prije nego što se pojave subjektivni znaci oboljenja, odnosno puno ranije nego što postanemo svjesni da nešto nije u redu.

Postojanje Bioenergije je dokazano, ali nije mjerljivo. Učinci Bioenergije su vidljivi za sada samo na Kirlijanovoj fotografiji i Gas discharge Visualisator (GDV).

Bioenergija ostavlja otisak na DNA, jačajući kemijske komponente unutar DNA, čineći je time otpornijom na oštećenja.

Bioenergija djeluje i na misli, koje su kao i sve druge energetske vibracije nemjerljiva polja Skalarne Nulte Točke.

6. Poglavlje

Bioenergetska medicina

Razine živoga bića

Postoje tri razine ljudskoga bića , koje čine cjelinu a na koje se mora i može djelovati da bi se dobio potpuni sklad u kojem će se Bioenergija širiti nesmetano i time će samo tijelo vršiti regulaciju, obranu ili liječenje. Tako će se organizam kao cjelina svih triju razina , održati zdravim:

1. Fizičko zdravlje - na koje se može djelotvorno utjecati načinom prehrane, fizičkom aktivnošću, dovoljnim snom i redovnoj brizi i pažnji za naše tijelo - tu ljusku koja je jedina koju imamo.

2. Mentalno zdravlje - Svijest, je psihološko emotivno stanje u kojem držimo pod kontrolom svjesnost našeg uma, a to znači - misli. Misli su iracionalne ako nisu pod kontrolom.

3. Duhovno zdravlje - na koje se može utjecati oslobađanjem podsvijesti, koja onda pozitivno djeluju na našu svijest. To su informacije koje nam reprogramiraju podsvijest, a prvi korak u tome je brisanje sumnje.

Samo pod uvjetom, da se ove tri razine nalaze u balansu ili harmoniji, se čovjek nalazi u zdravom stanju.

Fizičko zdravlje i bolesna stanja

Uvijek možemo učiniti nešto za nas same, da bi se osjećali bolje. Za to nam nije nužno potrebno biti bolestan.

Fizičko zdravlje je potrebno uskladiti sa ostale dvije razine: mentalnim zdravljem ili brigom za isto - što je onda mentalna higijena, i sa duševnim zdravljem, koje isto tako treba određenu njegu.

Bolest ili bolesno stanje se prvo javlja na razini psihe i misli. Čim je ljudsko biće u stanju stresa, straha ili ljutnje, kao posljedica se izlučuje adrenalin, koji gotovo trenutno sprečava izlučivanje određenih hormona i kemijskih spojeva organizma koji su odgovorni za pozitivno djelovanje na um i organizam, kao što su: Serotonin, Interferon, Interleukin ili L-dopa. Poruka je jasna: mi si ne možemo dozvoliti da imamo negativne misli. Razmišljajući o problemu stvaramo scenarije koji se nikada ni neće dogoditi i koji su zapravo puka iluzija. Ako dopustimo da nas te misli prevladaju, preplave i da potraju, onda se mogu stvoriti takva razaranja u našem organizmu, koja će zasigurno daleko premašiti naš prvotni problem. Cijena je jednostavno - previsoka.

Tijelo prema najnovijim istraživanjima, komunicira unutar sebe putem kemijskih spojeva kao što su neuropeptidi (NP) i cytokinini. Još do nedavno se mislilo da samo mozak proizvodi NP, ali se otkrilo i dokazalo, da sve stanice u tijelu komuniciraju neuropeptidima i djeluju kao kiselina u bateriji koja pokreće starter, a onda se kemijska reakcija u bateriji pretvara u električnu energiju. To se sve događa u mikrosekundama. Ljudsko tijelo i stanice izmjenjuju i prenose između sebe pozitivne i negativne impulse kroz NP i cytokinine , a um onda kroz zajedničko djelovanje sa endokrinim sistemom mobilizira djelovanje imunog sistema. Zvuči li vam to kao Syfi - naučna fantastika, evo jednog događaja od početka Septembra 2012, dok još pišem ove stranice. Jedna ogromna ustanova Pošte, smještena na rubu grada Züricha, koja zapošljava stotine zaposlenika, bila je zatečena pošiljkom paketa sa bijelim prahom i prijetećim pismom, za koji se nije znalo da li je kemijski otrov, dio bombe ili - nešto treće. Vijest se munjevito raširila ogromnim kompleksom. Kada su neki od zaposlenika počeli razvijati znakove gušenja, teškog kašlja, povraćanja, alergije na rukama, padanja u nesvijest i sl. koji su zahtijevali hitnu medicinsku intervenciju, uprava sa kriznim štabom koji je stvoren, je odlučila evakuirati cijelu zgradu. Namještenici su se vidno uzrujani počeli skupljati na ogromnom parkiralištu zgrade, timovi za medicinsko zbrinjavanje su utopljivali ljude, iako je vani bio ne previše hladan dan kasnog ljeta, i dijeliti čajeve i napitke. Trideset namještenika je hitno prevezeno u bolnice. Rezultati analize sumnjivoga praha su pokazali da se radi o jestivome škrobu za prehranu. Samo sumnja i strah, su u ovom slučaju bili dovoljni da na relativno velikom broju ljudi izazovu medicinski relevantne promjene. Eto, to je reality show.

Prema tome, naš cilj bi morao biti da postignemo da se ulaz stresa bilo koje vrste - straha, ljutnje, sumnje, razmišljanja o teškim situacijama , osjećaja krivnje, blokira prije nego što ta destruktivna poruka nervnim transmiterima uzrokuje kemijsku reakciju.

Bolest se kao posljedica negativnih utjecaja tj. stresa,

straha ili ljutnje onda odražava na dijelu tijela, organu ili sistemu koji ima najniži električni potencijal stanica. Prije opisani disbalans kemijskih spojeva kao što su Serotonin ili Cytokini, uzrokuje da se električni potencijal stanica još više smanji i tamo izbija bolest. Naravno, da će izbijanju pojedine vrste bolesti dopridonjeti i genetska nasljednost.

Znanstvenici se trude da nađu lijek za određenu bolest ili grupe bolesti koje onda postaju Sindromi kojima se daju imena. Lijekovi koji su nađeni za pojedine bolesti samo do neke mjere ublažuju simptome, znači imaju ograničeno djelovanje i trajanje , i to zato jer se nije djelovalo na uzrok oboljenja - ono je nastalo kao posljedica stresa na razini uma. Bolest se vraća ili se jednom započeto uzimanje lijekova ne može prekinuti bez posljedica (npr. lijekovi protiv povišenog krvnog pritiska, antidepresiva, lijekovi protiv povišenog holesterina, itd.) Prema tome, to se ne da otkloniti nikakvim tabletama ili odstranjenjem toga dijela tijela.

Tu se izuzimaju i posve su nešto drugo uspjesi medicine i liječnika kod svih hitnih stanja, kao što su samo kao primjer, operacija slijepog crijeva, akutnog abdomena, operacije kod nesreća svih vrsta, prijeloma kostiju itd. Znači kod svih hitnih stanja bilo koje vrste je današnja medicina perfektna i samodostatna. Kod bolesti, međutim, još nije.

Ljudi se često u svojem beznađu obraćaju molitvom Bogu. Mole sami ili u prisutnosti više ljudi tj. u crkvi. Molitva, kao i određena muzika ili Mantra ili ponavljanje određenih mističnih zvukova, kao što je ponavljanje esencijalno prepoznatljivog zvuka -AUM stvara posebnu rezonantnu frekvenciju i ako potraje dovoljno dugo da se tijelo i um čovjeka spoje u jedan rezonantni ritam, stvara se Field of Positive Mental Intention (FPMI), kako sam ga nazvala - ili Polje pozitivne namjere. Ne treba ga miješati sa Tehnikom pozitivnog mišljenja. Kad osoba ostvaruje Polje pozitivne namjere, ona mora imati namjeru , predanost i žarku želju. Što su i namjera i predanost veći, lakše i brže se ostvaruje Polje Pozitivne Namjere. Polje pozitivne namjere je osnova za izlječenja bilo koje vrste. Međutim onaj koji liječenje prima, mora mentalno prihvatiti to liječenje, inače je zakočena stanična aktivnost. Neaktivna stanična aktivnost onemogućuje proizvodnju neurokemijskih spojeva koji pobuđuju na rad imuni sistem i omogućuju nesmetani protok bioenergije. To je i osnova za daljnje razvijanje Neuroimunologije, a nadam se uskoro i Energetske Neuroimunologije. Najnovija istraživanja na polju Psyhoneuroimunologije su nedvojbeno dokazala, da izraz ljubaznosti, ljubavi i pozitivne potpore aktivira energiju izlječenja na staničnom nivou. Bolest nastaje interakcijom između stanica ljudskog tijela i uma, a taj „obrazac" ili kod, koji je stvoren u umu se ne može ukloniti lijekovima. To znači da tijelo i um ljudskog bića zajedno predstavljaju neobično osjetljiv bio-elektromagnetski stroj. Energetska medicina uznava energiju kao suptilnu životnu snagu tj. pokretača života. Snagu, koja određuje stanje čovjekova zdravlja i boljitka.

Svi organizmi isijavaju frekvencije energije stvorene oscilacijama. I pojedini organi imaju svoje frekvencije energije. Cilj je održati zdrave stanice u ekvilibriju prirodne vibracije i ukloniti isijavanja frekvencije mikroba, bakterija i štetnih uzročnika, čime se vrši reprogramiranje vibracije nezdravih stanica.

Sve što živi ima svoju optimalnu dozu vibracije.Ta optimalna doza se naziva rezonancija.Kada smo u rezonanciji, mi smo u balansu.

Orrin Elmer Dunlap (1944). Radio's 100 men of science: biographical narratives of pathfinders in electronics and television (2 ed.). Harper & Brothers. pp. 122–123. "In one of his last interviews with this author, Tesla in his eighties still dreamed of power transmission by radio. ..."Religion is simply an ideal"
[Tesla remarked]. "It is an ideal force that tends to free the human being from material bonds. I do not believe that matter and energy are interchangeable, any more than are the body and soul. There is just so much matter in the universe and it cannot be destroyed. As I see life on this planet, there is no individuality. It may sound ridiculous to say so, but I believe each person is but a wave passing through space, ever-changing from minute to minute as it travels along, finally, some day, just becoming dissolved.""

AURA

Aura je energetsko tijelo svakog živog bića u univerzumu, pa tako i čovjeka. Prikazuje se kao polje suptilne radijacije oko tijela koja se širi poput oblaka do 70 cm udaljenosti oko tijela. Za osobe koje su naročitih osjetila - zovemo ih synesthetske osobe - je Aura vidljiva u spektru boja koje okružuju tijelo. Različite boje Aure imaju i različito značenje. Oštećena Aura pokazuje oboljenje osobe. Auru još nazivamo i Biološkim Poljem ili "Human Energy Field ". Aura se između ostaloga sastoji od Elektromagnetskih čestica, mikrovalova, infracrvenih valova i ultravioletnog svjetla. Zavisno o spektru, valovi imaju određene frekvencije. Niže frekvencije kao što su mikrovalovi i valovi infracrvenoga spektra - toplina tijela , su povezani sa tjelesnim funkcijama - DNA, cirkulacijom i metabolizmom. Valovi viših frekvencija kao što su ultravioletni valovi su povezani sa svjesnim aktivnostima kao što su razmišljanje i emocije.

Pojam Aura se ne treba povezivati sa pojmom Astralnog tijela čovjeka. Astralno tijelo se sastoji od elektrona, točnije od 4bilijona/trilijuna elektrona - 4.0×10^{21} Svaki elektron unutar astralnog tijela posjeduje vlastitu memoriju tj. sadrži informacije koje se primaju i prenose preko mozga bez naše svijesti. U snu, dok spavamo, se informacije izmjenjuju sa "višom svijesti" (Higher-self). Svi smo ili čuli neke kako kažu, ili smo sami doživjeli kako se ponekad ujutro budimo sa rješenjem za problem sa kojim smo legnuli noć prije u krevet.

Za više informacija posjetite:
http://www.nujournal.net/choice.html

Aura se razlikuje u boji i obliku zavisno od stanja dotične osobe.

Oblik Aure je različite debljine i ovija se kao svilena kukuljica oko gusjenice prije nego što će se izleći leptir. Neki je nazivaju i auričkim jajetom - "Auric Egg ". Ako je prekinuta, na tome mjestu tijela postoji manjak ili disbalans bioenergije, a ako je predebela to može označiti mjesto problema sa viškom energije. Višak energije se Bioenergetskom terapijom mora ukloniti, jer tamo gdje nastaje, osoba ima bolove.

Neka tumačenja polaze od činjenice da Aura ima 7 slojeva što odgovara broju Chakri na ljudskom tijelu, a svaki sloj Aure odgovara jednoj od Chakri, odnosno sa njom je spojen.

Značenje boja Aure je vrlo značajan instrument dijagnostike, kojim ona sinesthetska osoba koja je izvježbana u viđenju Aure, može vidjeti stanje fizičkog i mentalnog zdravlja osobe koju promatraju. Boje Aure se mogu mijenjati u dijelovima oko tijela po intenzitetu i boji, mogu biti vrlo sjajne ili mutne kao izmaglica, a isto tako mogu izgledati u Auri kao odbljesci. Ako se odbljesci tokom promatranja Aure brzo izmjenjuju, to znači da osoba brzo mijenja misli. Boje se mogu razlikovati u ovakvim općenitim značenjima, ukratko:

Plava - opuštena osoba, čiji su živčani sistem i psiha izbalansirani. Te osobe su spremne preživjeti pod svaku cijenu. Spremne su pomagati drugima oko sebe, trošeći ponekad na to previše energije. Previše emocija može ih odvesti i u depresiju.

Zelena - označava osobu koja ima dar da bude izlječitelj, ima tzv. "zelenu ruku", vrtlarstvo joj polazi od ruke , sve čega se dotakne, raste. To postiže u suradnji i harmoniji sa svojom okolinom, što osobi pomaže da lakše dođe do cilja.

Tirkizna - to je boja koja označava zdravlje i snažni imuni sistem onoga koga okružuje. Može ujedno biti i znak da se osoba bavi liječenjem, bilo samoga sebe ili nekog drugog.

Žuta - radost, osjećaj slobode, spiritualnosti i neovisnosti. Osobe sa tom bojom Aure imaju iskrene namjere bez djelovanja vlastitog ega ili pretvaranja. Zato te osobe mogu napredovati u razvoju svoje duše i osobnosti. Ako se žuta boja nalazi u dijelu Aure oko glave, označava da osoba jeste ili može biti duhovni vođa. Takvu boju Aure u dijelu oko glave imali su Isus i Budha.

Narančasta - znak umne snage. Želja i potreba da se kontrolira drugima, osjećaj uzbuđenosti , hrabrosti i aktivnosti u postizanju ciljeva. Ako se radi o zdravlju, ta boja je uvijek dobar znak. Kada narančasta boja prelazi u žutu - osoba je snažan duhovni vođa.

Crvena - to je osoba koja ima vrlo snažnu orijentaciju ka materijalnome a misli su joj usmjerene na fizičko tijelo. Orijentacija je naročito usmjerena na cirkulaciju i tjelesne tekućine. Osoba sa crvenom bojom Aure zna što hoće i može biti tvrdoglava. Crvena boja Aure označava i energiju koja protiče i snagu volje, želju za vodstvom.

Roza - ta je boja rijetka i pojavljuje se u vidu bljeskova u dijelovima Aure, a povezana je sa mislima. Te osobe imaju harmoniju ili balans između duhovnog i materijalnog.

Ljubičasta - Ta boja označava sanjara, vrlo kreativnu osobu, koja međutim obično zakaže, kada se vizije trebaju materijalizirati.

Smeđa - boja koja označava da je osoba rastrgana i materijalistički orijentirana. Može označavati spiritualni rast ali i svijest koja ograničava samu sebe.

Oker/boja Senfa - osoba pati od bolova u svome fizičkom tijelu, a misli su joj pune gnjeva.

Bijela - Bijela boja aure može biti i znak nevinosti i čistoće bića, ali i znak da osoba ima teško oboljenje, ili uživa neku vrstu droge. Osobe sa bijelom aurom su posebno prijemljive za spiritualni svijet i imaju anđeoske osobine. Međutim fizičko tijelo i um osobe nisu u skladu tj. u balansu. U principu označava nagli ulazak nove energije ili svjetlosti. Bijela boja Aure pojavljuje se također i nekoliko sati prije nego li što će osoba preminuti. U mnogim kulturama sa dalekom tradicijom je pojava Smrti prikazana u bijeloj boji, a ljudi u vrijeme žalosti za preminulom osobom nose bjelinu, a ne crninu.

Crna - Ta boja uvlači energiju u sebe. Dobra je za svladavanje neposrednih ciljeva, ali je taj pozitivni aspekt samo trenutačan. Predstavlja upotrebu snage volje bez potrebe za harmonijom. Posebnu pažnju treba obratiti na lokaciju crne aure na tijelu, jer to mjesto može biti žarište bolesti koja je upravo u toku. To je boja aure koja izražava ljutnju i nezadovoljstvo osobe, pa se to može odraziti i na to kako okolina doživljava tu osobu.

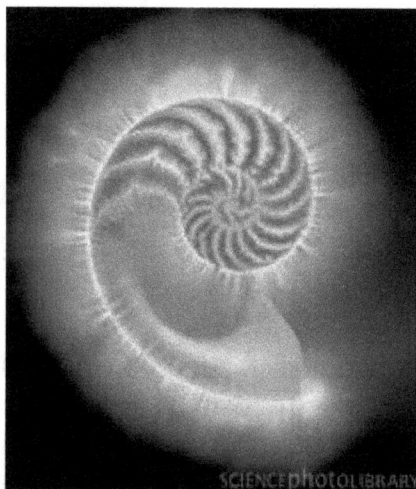

Jedine dvije metode kojima se može dokazati i prikazati Aura su **Kirlianova metoda** i **GDV** (Gas Discarge Visualisation), izumljena 1996 od Prof. Korotkova sa Tehničkog Univerziteta u St. Petersburgu, Rusija. Zadnjih godina je program kompjuteriziran u svrhu brže dijagnostike i to tako da se na kompjuterskim snimkama prikazuju Aure prstiju, koje onda u programu pokazuju odgovarajuće regije organa u fizičkome tijelu kao i uma osobe, kako bi se moglo odrediti zdravstveno stanje osobe.

Za sve one koji o tome žele saznati više, posjetite http://www.kirlian.com

Yin i Yang

Yin i Yang su Taoistički principi polariteta koji svojim oprečnostima stvaraju snagu egzistirajući u harmoniji. Zasnivaju se na **I Ching** - u prijevodu -kineskoj " Knjizi promjena", kao najstarijem kineskom zapisu kozmologije i filozofije iz 2.000 i 3.000 g. BC

Yin i Yang počivaju na različitostima koje međusobno stoje usko nasuprot jedne drugoj u vječnom balansu i jednakome omjeru snaga, ali njihov polaritet dovodi do međusobne privlačnosti i stvaranja energetskog para. Oni nisu stalni i mijenjaju se, ali su u vječnome relativnom stanju i privlače jedno drugo, jer samo se tako može ostvariti princip univerzuma. Yin i Yang pokazuju podjelu univerzuma na pozitivan i na negativan element, jer samo zajedno, oni čine cjelinu. Točke sadržane u znaku Yin i Yang, označuju klicu promjene koja odgovara prirodnome zakonu pretvorbe u suprotno. Kroz stalnu promjenu u univerzumu i kozmičkoj igri sila, nastaje život. Život se pak sastoji od životne energije iz kozmosa.

U prirodi kod začetka djeteta, sreću se Yin (jaje) i Yang (sjeme). Sve u prirodi se zasniva na zakonu Yin i Yang: kod cvijeta, stabljika je čvrsta i uspravna - Yang, a cvijet je okrugao i mekan - Yin.
Šalica je čvrsta - Yang, a čaj u šalici je tekuć - Yin.
Jedna kuća je Yang (čvrsta struktura), a atmosfera u toj kući je Yin (osjećaji).
Jedna čaša koja sadrži vodu do polovice je napola puna (Yang), ili napola prazna (Yin).
Čovječje tijelo je izvana Yang a iznutra Yin. I svaki

organ zasebno ima svoj Yin i Yang.

Qi ili Bioenergija je Yang, a krv i tjelesne tekućine su Yin.

Yin i Yang moraju biti u balansu da bi organizam bio zdrav. Ako to nisu, onda nastupa bolest.

Yin i Yang su i suprotni polariteti najsitnijih dijelova atoma u svijesti i podsvijesti čovjeka.

Kad nastupi smrt, Yin i Yang se rastaju.

Tijelo i um relativno dugo mogu izdržati hektiku i stres (Yang) svakodnevnice, ali kada se ne pazi da se stres prekine sa razdobljima pauze i relaksacije (Yin), onda nastupa bolesno stanje.

Ništa ne treba činiti ni previše niti premalo. Pravilo je u zlatnoj sredini.

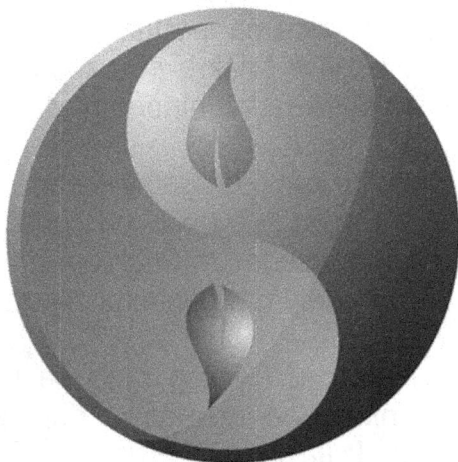

Chakre

Chakre (izgovara se : čakre) su energetski centri na određenim lokacijama na tijelu, kojima se kod osobe vrši skupljanje energije. Naziv Chakre dolazi od riječi u Sanskrtu koja znači "kotač" ili "okretač". Chakre se kao koncept susreću u mnogim tehnikama i filozofijama , naročito u tradicionalnoj **Jogi** u tradiciji Hinduizma i Budizma. Chakras su predstavljene zapadnim kulturama i zapadnom svijetu relativno kasno, tek početkom 20. stoljeća kroz prijevode indijskih zapisa i tekstova. Kroz velike sličnosti između dvaju filozofija - kineske i indijske - zapaža se uklopljenost Chakre u prakticiranju jednog dijela kineske medicine - **Akupunkture**. Učitelji modernoga doba i pokreta " New Age", se u objašnjenjima o Chakrama poslužuju usporedbom sa kompjuterima . Glavne Chakre se uspoređuju sa hard drive. Svaki hard drive sadrži mnogo files.

Chakras se opisuju kao energetski centri smješteni u jednoj liniji na tijelu - idući od pubične kosti i završavajući zadnjom sedmom Chakrom na vrhu glave . Povezani su sa određenim organima i žlijezdama.

Chakre vrše vitalizaciju fizičkog tijela sa istovremenim utjecajem i učinkom na mentalno, duhovno i fizičko stanje osobe. Funkcija Chakri je da okreće Bioenergiju dajući u svakom pojedinom centru ujedno slobodni prolaz Bioenergije (Chi, Ki). Na taj se način održava duševno, mentalno, emocionalno i fizičko zdravlje tijela osobe koje je uravnoteženo tj. u balansu. Chakre su u svojem centru ljevkasto otvorene, promjera oko 12 cm, kako na prednjoj, tako i na leđnoj strani tijela. Otvori Chakri se nalaze točno jedni nasuprot drugih u "sandwich" poziciji. Sve Chakre su povezane međusobno zajedničkim valom energije koji protiče kroz tijelo. Ako energetski centri funkcioniraju dobro, otvori su dobro prolazni za energiju i to i na prednjoj i na stražnjoj, odnosno leđnoj strani tijela. Smjer spiralnog okretanja u pojedinoj Chakri je u pravcu kazaljke na satu.

Kod nenormalne funkcije Chakri, ljevkasti otvori su ili začepljeni ili uvrnuti, a energija se u tome slučaju obično kreće u smjeru suprotno od kazaljki na satu. Što je nenormalna funkcija pojedine Chakre ili više njih intenzivnija, to je i oboljenje dotične osobe teže. Kod osoba koje boluju od kroničnih bolesti u dužem periodu vremena potrebno je i dulje liječenje Bioenergijom, jer se bolest utisnula i na tzv. psihološki otisak tj. pečat osobe. Chakre uostalom snažno označavaju i psihološko stanje osobe tj. odražavaju stanje psiholoških funkcija čovjeka.

Velika većina učenja Chakre interpretira kao 7 Chakri raspoređenih na tijelu. Prakticiranja pokreta New Age, povezuju svaku Chakru sa određenom bojom. Chakrama daju najveću važnost u psihičkoj relaciji čovjeka, ali i fizička relacija zauzima jednako važno mjesto.

Naziv i lokacija Chakri:

1. Korijenska Chakra - na kraju kičmenog stuba iza pubične   kosti

2. Sakralna Chakra - na sredini donjeg dijela trbuha

3. Solarni Plexus - na solarnom plexusu, 3 prsta iznad pupka

4. Srčana Chakra - na prsima iznad srca

5. Vratna Chakra - na prednjem dijelu vrata u predjelu štitnjače

6. Treće Oko - između obrva

7. Kruna - na tjemenu glave

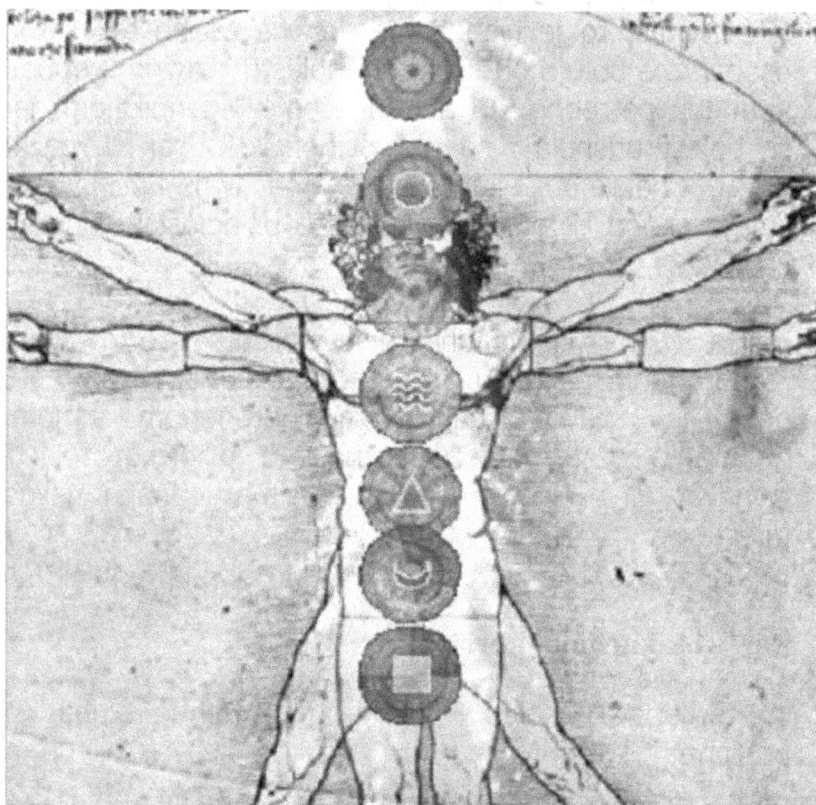

Imuni sustav

Imuni sustav je sistem bioloških struktura u ljudskom organizmu koji zaštićuje organizam od oboljenja. Kada funkcionira potpuno i bez greške, imuni sustav sprečava veliki broj različitih patogenih agensa u njihovu nastojanju da negativno djeluju na organizam i tako uzrokuju bolest - od bakterija i virusa do parazita i gljivica, razlikujući ih istovremeno od zdravog tkiva. Nauka koja se bavi proučavanjem i ispitivanjem strukture i funkcije imunog sistema se zove Imunologija. U razvoju edukacije, Imunologija je naučna disciplina koja se razvila i uvela kao predmet medicinskog studija tek 80-tih godina 20. stoljeća, što je gledano sa naučnog stanovišta, prilično nedavno.

Oko 70 % bioloških struktura imunog sistema su smještene u crijevima. Ostatak čine bijela krvna zrnca ili leukociti. To je ujedno i opći ili nespecifični imuni sistem. Postoje mehaničke , kemijske i biološke barijere nespecifičnog imunog sustava. U mehaničke barijere ubrajamo kožu, sluznice ,kašalj i kihanje, te ispirujuće djelovanje tjelesnih tekućina kao što su suze i urin. U kemijske obrambene barijere spadaju antibakterijski enzimi koji su sadržani u pljuvački, suzama i majčinom mlijeku. Biološkim barijerama se smatra flora u probavnome traktu koja ima sposobnost da u slučaju potrebe mijenja uvijete okoline, mijenjajući vrijednost pH . To omogućuje reduciranje broja patogenih uzročnika koji bi se razvili u dovoljnome broju da izazovu oboljenje.

Ako jedan od patogenih agensa uspije prijeći sve tri barijere, onda se širi po organizmu razvijajući djelovanje otrova. Dolazi do odgovora imunog sustava, koji pamti i prepoznaje uzročnika ako se pojavi još jednom u organizmu i stvara antigene ili protutijela tj. tzv.imunološku memoriju. To je onda stečeni imunitet.

Jedan od prvih odgovora imunog sustava na infekciju je upala. Prema tome, imuni sistem se brani upalom, razvijajući svih pet znakova upale: vrućica, crvenilo, bol, oteklina i rana- (dolor, rubor, calor, tumor et functio laesa). Znakovi upale su posljedica djelovanja Cytokina i drugih kemijskih tvari koje imuni sustav oslobađa kao odgovor na upalu, šaljući stanice imunog sustava na mjesto upale kako bi omogućile izlječenje ili iscjeljenje oštećenog tkiva. Upala, prema tome, sama po sebi nije nešto loše. Opasno postaje onda, kada se upale ponavljaju toliko puta da se imuni sistem dovede u stanje koje ga ne samo oslabljuje, već može dovesti i do toga da mu se "pokvari" sistem funkcioniranja, pa počinje slati stanice koje napadaju i vlastiti organizam, ne prepoznajući ga kao vlastiti, već ga smatrajući patogenim agensom. Grupa bolesti koje su vrlo opasne i za sada većinom neizlječive školskom medicinom, a u kojima imuni sistem napada svoje vlastito tijelo ili njegove organe zovu se autoimune bolesti. Sve autoimune bolesti se uspješno liječe i posve nestaju ili pokazuju značajno smanjenje simptoma i olakšanje **Bioenergetskom terapijom.**

Druge dvije grupe oboljenja imunog sustava su oslabljeni ili inaktivni imuni sustav (uzrokovan npr. AIDS-om ili nekim tumorima) i greške u funkcioniranju imunog sustava koje se svrstavaju u grupu hiperpreosjetljivosti imunog sustava. Preosjetljivosti se dijele u 4 vrste zavisno o jačini alergijske reakcije: prva grupa ima trenutnu , jako izraženu alergijsku reakciju koja može biti opasna po život i mora se reagirati hitno i odmah - hitna pomoć je jedino mjesto gdje se mogu i moraju rješavati takvi slučajevi. Druga i treća grupa su sve manje izražene reakcije na podražaj imunog sustava i do reakcije može potrajati i 2 do 3 dana. Četvrta grupa su vrlo slabe ili nikakve reakcije koje stvaraju neprimjetne upale. Zbog upala koje vremenom postaju prava opasnost za napadnuti organ ili za imuni sistem, može doći i do stvaranje autoimune bolesti. Jedan od takvih primjera su konstantne upale koje nastaju u probavnom traktu, a najviše se odražavaju na crijevima unosom hrane na koju postoji preosjetljivost. To znači, da upala postoji, ali je tako slaba, da stvara smetnje kojima se ne može odmah ustanoviti uzrok. Takva neprestana upala tj. više upalnih žarišta u gastrointestinalnom traktu su uzrokovani preosjetljivošću na pojedinu hranu i mogu dovesti do ozbiljnih oboljenja i posljedica. Naročito ako osoba u debelome crijevu ima divertikle, za koje niti ne zna. Morate znati da oko 60 % svjetske populacije ima manje ili više izražene divertikle u crijevu. Međutim uz neprestane mini-upale i neke genetske preduvjete može doći i do vrlo teških autoimunih bolesti kao što su npr. Crohn-ova bolest i Celijakija.

Testom koji se zove Cytolisa - Test, ili E.L.I.S.A postupkom, može se u svakom većem laboratoriju ispitati putem specifične krvne probe nepodnošljivost na pojedinu vrstu hrane. Dobiveni rezultati pokazuju u tabeli od oko 200 vrsta hrane koncentraciju protutijela na određenu vrstu namirnice, koja su prikazana u grafici bojama. Jasno je označeno koja se hrana mora izbjegavati, a koja se ne smije konzumirati.

Preosjetljivost na hranu tj. pojedine namirnice se sa 100% uspjehom može izliječiti **Bioenergetskom terapijom**.

Upotrebljavajte u svakome slučaju Enzime za probavljanje hrane, potpomažući na taj način probavu hrane. Više o Enzimima, njihovom djelovanju i upotrebi, možete naći u poglavlju o prehrani.

Također treba napomenuti da je jedan od glavnih čimbenika za pravilno funkcioniranje imunog sustava, neizostavno Vitamin D. Dokazano je da starenje organizma dovodi i do pomanjkanja Vitamina D, koji stoji u simbiotičkoj funkciji sa imunim sustavom. Ne ispustite niti jedan dan uzeti pripravak Vitamina D.Preporučena dnevna doza vitamina D je najmanje 1.000 IU .

Enzime i Vitamin D možete nabaviti i preko naše Web-stranice: www.bioenergy-balance.com

Samokontrola uma i kako ostvariti Polje Pozitivne Namjere

Um je pokretač svega. Vaš um kontrolira svaku radnju koju izvodite i svaku situaciju u kojoj se nalazite. Vlastite misli se moraju držati pod kontrolom, a to se dade uvježbati. Od momenta kada se probudimo, naše misli se roje u glavi, a neke nas opsjedaju i ne možemo ih se osloboditi. Pa ih onda pustimo da zapravo kovitlaju sa nama u nadi da će prestati opsjednutost određenom temom u mislima. Međutim svjesni dio uma nam treba za svakodnevnicu. U tome momentu naša svijest počinje funkcionirati kao avion koji je vođen autopilotom. Tako su putovi ka našoj podsvijesti, širom otvoreni za sve vrste informacija oko nas, jer barijere naše svijesti koja bi trebala biti pod kontrolom, a zapravo to nije, više nema. Upravo u tome stanju je naša podsvijest otvorena za sve informacije koje se u nju slijevaju. Svijest tj.svjesnost, kada su naše misli u budnome stanju, radi brzinom od 134 bits/sek. U svjesnome dijelu nam ostaje informacija za samo 8 bits/sek. Naša podsvijest međutim radi brzinom od 210 milijuna bits/sek. Podsvijest radi stalno, registrirajući sve oko nas, bez naše volje i mogućnosti da na to utičemo. Klasičan primjer za to su ogromne reklame - panoi koji su postavljeni na svakih dvjestotinjak metara uzduž autoputova. Vjerujete li da nijedan detalj od toga niste zapazili, varate se - to je registrirano u vašoj podsvijesti.

Ili na primjer, počinjemo razmišljati o određenom

problemu koji zaokuplja našu svakidašnjicu , želeći na taj način doći do rješenja problema. No u mislima stvaramo u vezi sa osnovnim problemom situaciju, koja nije stvarna, jer se još nije dogodila, pa prema tome počinjemo interpretirati misli, a ne neko racionalno mišljenje na temelju kojeg se može donijeti odluka. Do toga dolazi, jer misli ne mogu vidjeti u budućnost - zato jer se odigravaju u prostoru koji sadrži vremensku dimenziju, pa misli prenose ili projiciraju prošlost u budućnost, pretpostavljajući da se povijest mora ponavljati. Postoje tehnike, od kojih je jedna samohipnoza, kao i tehnike za prekid misli. Koliko puta vas je netko ili nešto prekinulo u onome što ste mislili reći, pa kažete " evo izgubio/la sam nit misli" ? Na sličan način se određena misao može prekinuti, vizualizirajući odjednom jedan pojam na koji ste se prije toga odlučili. To može biti bilo što: na primjer - jabuka. Razmislite unaprijed pojam koji ćete upotrijebiti kao pomoć za prekid misli. Kasnije se onda možete odlučiti da donesete odluku o određenom problemu, ili odluku o tome kako ćete nešto završiti, odraditi, odreagirati itd. Samo na taj način ćete svakodnevnom vježbom koju morate ponavljati svaki dan u nasumce odabrano vrijeme, uzimajući jedan pojam kao turning point u prekidu misli, moći dovesti svoje vlastite misli pod kontrolu. Misli su iracionalne, ako nisu pod kontrolom.

Samo oni ljudi koji uspiju probiti barijeru ili prepreku negativnog programa svojej uma i stvore Polje Pozitivne Namjere, se mogu izvući. Polje pozitivne namjere nema nikakve veze sa pozitivnim mišljenjem. Polje pozitivne namjere se ne sastoji samo od pozitivnih misli, već od mogućnosti da imate svoje misli pod kontrolom, a onda o predanosti tj. disciplini i obuzetosti predmetom vaše namjere i snažnim sistemom vjerovanja. Time se može izliječiti sve.Polje pozitivne namjere najoptimalnije djeluje u mjerljivim frekvencijama EEG-a, to znači frekvencijama moždanih valova, koje vibriraju od 8 pa sve do 30 Herza, a to su Alpha i Gamma moždani valovi. Oni se postižu i transcendentalnom meditacijom, a za njihova se osciliranja odvijaju kognitivna dostignuća na viskom nivou. Primjer za to, je kada smo toliko koncentrirani na neku stvar da izgubimo pojam o okolini i dobiva se dojam kao da je sve oko nas u omaglici. No to nije jedina vrsta meditacije.

Vrste meditacija i kontemplativna neuroznanost

Tibetanski svećenici koji su surađivali na ispitivanjima transcendentalne meditacije opisali su svoje stanje svijesti kao ekstremno budno stanje, iako se izvana činilo kao da su potpuno potonuli. Pri mjerenjima moždane aktivnosti tibetanskih svećenika, Psihijatar D. R.Davidson, sa Univerziteta Wiskonsin, Madison, US je izvršio mjerenja na tibetanskim svećenicima u suradnji sa Dalai Lamom. U eksperimentu su sudjelovale dvije grupe probanata: jedna je bila sastavljena od 10 studenata, koji su bili početnici u meditiranju. Druga grupa se je sastojala od osam budističkih svećenika, koji su do tada proveli između 15 i 40 godina u meditiranju. Dvije grupe ispitanika pokazale su značajne razlike na mjernim instrumentima koji su bilježili njihove moždane struje. Budistički svećenici su pokazali visoke frekvencije Gama - valova (između 25 i 42 Hz), a studenti su jedva dosegli vrijednosti frekvencije Gama - valova. Rezultati visokih Gama - valova, koji nikada nisu bili izmjereni u toj visini do tada, su kod budističkih svećenika ostali i nakon meditacije, dakle bili su dugoročni, za razliku od frekvencije studenata, koja je trajala kratko vrijeme. Prema tome, meditacija koju prakticiraju budistički svećenici uvjetuje trajne neuroplastične promjene na njihovu mozgu. Osim činjenice da su svi imali moždane frekvencije iznad 30 Herza otkriveno je i da su neuroni u mozgu imali sinkronizirani takt rada. To pojačava integriranje neurona u mozgu. Snimanja mozga MRI tehnikom su dokazala, da dolazi do mijenjanja strukture mozga. U tim eksperimentima je dokazano da se moždana kora zadebljava, povećava svoju površinu, ali i nabire - to je tzv. girifikacija. Događa se zbog toga, jer dolazi do povećanja broja sinapsi kao i kapilara koje imaju aktivnu ulogu u snabdijevanju mozga glukozom i kisikom. Meditacije koju prakticiraju budistički svećenici a i sam Dalaj Lama je **transcendentalna meditacija (TM).** Po opisu Dalaj Lame to je stanje u kojem se prvenstveno njeguje biće i vrši higijena bića. Po njemu mir nije stanje uma, već stanje bića. Prema tome, samo ako treniramo stanje pozornosti našeg uma, biti ćemo u stanju sprovesti i mentalnu higijenu našeg uma. Svrha i cilj je odbacivanje mentalnog smeća. Um je moguće i vrlo efikasno vježbati meditacijom kao što je **Joga povezana sa meditacijom.** U toj vrsti meditiranja mjerene su moždane frekvencije Alpha - valova, koje su bile vrlo stabilne na okolne podražaje.

Zen meditacija je japanska vrsta meditacije koja se odražava u EEG valovima aktivnosti mozga također u Alpha- valovima, a neuroplastičnost mozga postiže se naporom (kurou). Napor je suočavanje s novom idejom u vidu zagonetki, pri čemu se onda pojačavaju neuroni u mozgu. No isto tako Zen meditacija uključuje i bol, jer pretpostavlja da bez boli nema neuroplastične promjene.

Kontemplacija je mentalna praksa u kojoj su misli odvojene od svakodnevnice te su posvećene i zaokupljene nečem čemu se divimo: na primjer Bogu. Skoro sve religije imaju ugrađenu praksu kontemplacije.

Mijenjajte sebe i kako to postići

Kaže se - vjerujte u ono što radite i to će se ostvariti. Međutim to ne vrijedi uvijek. Ako niste uredili svoj "hard disc" - tj nosač informacija svoje podsvijesti, vjera u uspjeh onoga što radite, nije dovoljna.

Ljudi se mogu mijenjati, ali samo tako, da mijenjaju sami sebe. Okolinu ili drugog čovjeka, ne možete izmijeniti, ali sebe možete, čime postajete drugačija i druga osoba i ulazite u novi život, pa je time novi put ka ravnoteži otvoren. Čovjekove misli su, kao i sve druge energetske vibracije - nemjerljiva polja Skalarne Nulte Točke. Mijenjanjem i kontrolom misli, otvaraju se i putovi protoka Bioenergije, koja djeluje na DNA, tako da učvršćuje kemijske veze unutar DNA, čineći ih otpornim. Rad na samome sebi je težak i naporan posao, koji u prvome redu zahtjeva veliku disciplinu. Velika većina ljudi se prepusti da njihovu svijest i svakidašnjicu vodi autopilot - " go with flow"- reklo bi se u Americi, ili - "puste se da ih voda nosi". Prvi korak ka oslobađanju naše podsvijesti od informacija koje nam štete odnosno reprogramiranju podsvijesti, je brisanje iluzija i sumnji.

Najgori neprijatelj svake transformacije je odbijanje realnosti i življenje u iluziji. Mnogi ljudi žive u iluziji sreće i ljubavi, a da zapravo i ne znaju što je to ljubav.Potiskuju svoje emocije , jer ne znaju drugačije i sve što pokazuju prema van je lažno. Ljubav se uči od roditelja ili staratelja i najznačajnija je do dobi do 4-te godine starosti djeteta. Ljudi koji nisu imali tu sreću da odrastu u funkcionirajućoj obitelji, koja ih je to naučila kao djecu, nemaju zapravo pojma što je to ljubav, i smatraju je zahvalnošću, osjećajem da su potrebni itd. Ako budu grubo uzdrmani u toj svojoj iluziji, onda su uvjereni da ljubavi nije ni bilo. Ali oni to jednostavno ne mogu znati, jer ne mogu prepoznati nešto što ne poznaju.

Sve igrače u svojem životu smo mi sami pozvali u njega. Ali to ne znači da nas moraju ponižavati, mučiti i prosto činiti kaos od našeg života. Često je udomaćena izreka da neki ljudi "misle i vođeni su srcem". Ili ona poznata - " moje srce mi govori da..." - što je posve krivo uvjerenje. Jer radi se o ljudima koji zapravo nemaju kontrolu nad svojim osjećajima. Ako ste tip osobe koja ne podnosi konflikte i to u tolikoj mjeri, da radije bježite glavom bez obzira, ili se - ne možete nositi sa određenim problemima i konfliktnom situacijom - pa skačete na "prvu loptu", stanite. Sačekajte. Prespavajte. Najučinkovitije je otići na šetnju parkom, prirodom, oko jezera, što vam je najbliže tamo gdje živite. Budite odlučni i krenite. Najmanje 30 min, a idealno je sat vremena ili oko 5 km. Sredite misli koje su se uzburkale, ne donoseći nikakve odluke osim razmišljanja o tome kada i koji je pravi moment da bi se stupilo u akciju, koja će biti učinkovita. To nije jednostavno i zato je potrebna u prvome redu velika disciplina, samokontrola, uvjerenje i odlučnost. To je ono što odlikuje odlučne i uspješne protivnike. Iz toga se onda, posebno ako ste u međuvremenu smatrali potrebnim upitati za savjet stručnjaka ili naprosto osobu pametniju od vas - što nema nikakve veze sa nivoom obrazovanja - otvaraju nove mogućnosti djelovanja i rješenja. Međutim, ako djelujete i reagirate odmah, onda su moguća samo dva rješenja: fight or flight - u Americi se to još naziva "Fight or Flight Syndrom"- što znači : ili se aktivno branite odnosno borite, ili bježite što dalje je moguće. U smislu opisanoga postoje dva tipa ljudi: jedni koji su orijentirani prema van i misle da uvijek moraju biti prihvaćeni od okoline, i oni drugi, koji su orijentirani prema unutra: njima je svejedno što drugi misle o njima. Oni kad i dobiju "po prstima" , ništa ne dopre do njihove nutrine. Osim ako je to što dođe manji ili veći Tsunami.

S druge strane, morate znati da bilo što u što ste uvjereni, predstavlja vašu stvarnost, a to stvara u vašoj podsvijesti programe koji upravljaju vašim životom. Možda i nesvjesno kontrolirate ljude i situacije oko sebe, vjerujući, da je svijet kakvog ste vi stvorili ili koji smatrate vašim, u redu. " Ja sam u redu upravo kakva/ ili kakav sam "- to je iluzija koju samo vi sami možete riješiti. Ako niste zadovoljni svojim životom onakvim kakav je sada, na bilo kojoj razini : vašeg zdravlja, vašeg raspoloženja, interakcija sa drugim ljudima, neposrednom okolinom kao što je vaš partner, djeca, roditelji ili partner na poslu, interakcijom sa drugim ljudima u neposrednoj ili široj okolini, svojim poslovnim uspjehom - koji je jako važan, jer predstavlja temelj dokazivanja samome sebi, ali i vrlo važan izvor života i svega onoga što hrani vas i /ili vašu obitelj - onda živite u iluziji da je sa vama sve u redu. To ne vidite, jer je sigurnije ostati u ovakvom stanju kakvo je sada, nego išta mijenjati i time se upustiti u nešto nepoznato. Radije ostati u boli, nego bilo što mijenjati - jer to je strah, da bi promjenom stanje moglo biti još gore. Promjena je uvijek let u nepoznato.

Jedan od ciljeva je i vježbati samoga sebe u otpuštanju (let it go). Morate naime dopustiti sami sebi da prihvatite druga mišljenja i koncepte, bez da o istima sudite - bilo dobro ili zlo. Jednostavno ne diferencirajte. Međutim, isto tako, za početak, budite jako oprezni kod ulaznih informacija, onih koje dobivate na stotine svakog dana. Kasnije ćete ih naučiti razlikovati u djeliću sekunde. U početku je to stvar vježbe.

Informacije koje su prikrivene, svejedno se uvlače velikom brzinom u našu podsvijest i mi moramo biti jako pozorni da se zaštitimo od informacija koje su manipulativne. Način da se zaštitimo je da se izvježbamo vizualizirati. To znači predstaviti si u mislima vrstu štita koji vidimo u našim mislima, kao da gledamo filmsku scenu. Najbolje je da vježbamo u početku svaki dan nekoliko minuta. Primjer je čelični zid, sa čije druge strane stojimo ili stakleno zvono pod koje uđemo. Ja osobno više volim stakleno zvono, jer vidim što se izvan zvona događa, a mogu sa sobom u nutrinu staklenog zvona "pozvati" i još nekoga sa sobom, koga želim uzeti u zaštitu. To je dobar primjer za zaštitu djece, starijih osoba ili kućnih ljubimaca. Zatvorenih očiju promatramo se u staklenom zvonu i imamo scenu pred svojim "trećim okom" . To je zapravo Chakra, koja se nalazi na čelu, između naših obrva. U mislima ponavljamo "..odbiti, poništiti, to me se ne tiče." Nikada se ne upuštamo u neku vrst rasprave, unutrašnjeg razgovora sa ulaznom informacijom, jer bi to automatski dovelo do obrambene reakcije i aktiviranja adrenalina - a onda imate, kao što sam opisala prethodno, samo dvije mogućnosti- fight or flight - boriti se ili pobjeći.

Morate vrlo pozorno paziti na sve što mislite, kažete i činite, a i isto tako budno paziti što vam kaže netko drugi. Sve može biti programirano u naš um, izuzev ako znademo kako neutralizirati ili izbrisati negativnu ulaznu informaciju. Time se počinje postepeno ali sigurno podizati svijest o samo-vrijednosti. Samouvjerenost i vrijednost samoga sebe. Na taj način vas i ljudi oko vas počinju doživljavati drugačije, bez da su toga svjesni.

Najnovija naučna istraživanja na polju tjelesnih stanica u okvirima kvantne fizike, na kojima se još uvijek intenzivno radi, pokazuju da membrane tj. stjenke naših tjelesnih stanica sadrže specifične bjelančevine zvane IMP - Integral Membrane Protein koji reagiraju na ulazak Bioenergije vanjskog i nutarnjeg okoliša. Taj rezultat istraživanja ima veliku vrijednost, jer dokazuje da se na biološku promjenu stanica može utjecati sa nevidljivim izvorima energije uključujući i misli. Ako zatvorimo i blokiramo svoje unutrašnje misli, tako da se koncentriramo na meditaciju ili na molitvu, otvaramo se prema toj suptilnoj energiji koja se nalazi oko nas. S obzirom da ta energija - Bioenergija - ulazi i u naš DNA, ona utječe na sve razine našega tijela i uma, koji pak upravljaju svim našim tjelesnim i umnim procesima. To je način na koji mi sami sebe možemo liječiti. Svi smo povezani sa izvorom Bioenergije koji ujedno tvori i univerzum.

Svima nama su potrebni resursi - izvori, u kojima se možemo napajati energijom, meditirati, tražiti i naći unutarnji mir i opuštenost. Dok radimo na resursima dobri pratioci i izvori meditacije na putu znanja i saznanja o samome sebi su **Runen** i **I Ching.** U objema drevnim naukama poteklim od posve različitih naroda na svijetu - Runi potiču iz Skandinavije, a I Ching iz Kine - moguće je provesti vrlo ugodne trenutke a ujedno i ozbiljno poraditi na sebi samome.

Potražite Runen i I Ching na našoj Web stranici: www.bioenergy-balance.com

Ako niste u prilici da kao prvu pomoć samome sebi odete u šetnju i pomognete si na taj, na prvi izgled banalan, ali vrlo učinkovit način i otvorite začepljene putove Bioenergije, možete kao samopomoć u puno hitnih stanja vašeg tijela i uma, posegnuti za tehnikom koja se zove Jin Shin Yjutsu.

Ako pak imate osjećaj da bi vam ipak dobro došla pomoć izvana, potražite dobrog terapeuta Hipnoze.

Naša Web stranica: www.hypnosetherapie-schweiz.com

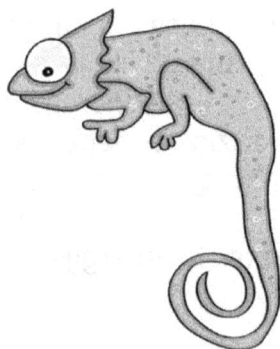

7. Poglavlje

Terapije Bioenergijom

Bioenergetskih terapija ima puno. Neke su djelotvorne, a neke su potpora organizmu da dođe u stanje ravnoteže. Time se stvara boljitak osobe, koji daje osobi osjećaj da je dobro, odnosno, da je zdrava.

Treba prvo preispitati svoje vlastite mogućnosti kako bi utvrdili, da li sami možete poraditi na mijenjanju svoje svijesti i time se dovesti u optimalno stanje svijesti, koje nije samo preduvjet za svaku bioenergetsku terapiju već je i samo po sebi početak djelovanja bioenergije u ljudskom tijelu. Ako utvrdite da je vašem stanju svijesti potrebno više nego što možete postići sami, ili se jednostavno morate preispitati, svakako posjetite stručnjaka za **Terapijsku medicinsku hipnozu**. Prakticirajući bioenergetsku terapiju, mnogi moji pacijenti su već tokom prvih dana terapije ili neposredno poslije terapije bili iznenađeni koliko im se je zdravlje poboljšalo. Neki od njih su se borili sa svojim tegobama decenijama i prosto su zaboravili kakav je to osjećaj, osjećati se dobro. Mnogi su nakon terapije izjavili kako su primijetili i da imaju puno bolje raspoloženje, i bili su u stanju realizirati razliku prije i poslije bioenergetske terapije. Tako su se dobivši novi poticaj, odlučili na pokušaj da još više porade na svome mentalnome boljitku kroz Terapijsku medicinsku hipnozu.

Za one koji traže savjet o tome, posjetite :
www.gesundheits-akademie.ch
www.hypnose-schule.ch
www.bioenergieheilung.ch

Nudeći Vam ovu Web stranicu ne mislim da ćete pomoć terapije Hipnozom potražiti u Švicarskoj. Ova stranica bi trebala poslužiti kao ideja kako prepoznati ozbiljnog i profesionalnog terapeuta sistemske hipnoze. Svugdje na svijetu, se ta vrijedna metoda terapije dosta difamirala masovnim predstavama hipnoze u dvoranama, gdje se veliki broj ljudi dovodi u masovno stanje hipnoze. I ? Što sa tim početi ? Mogu vam odgovoriti - baš ništa. To nema ništa zajedničkog sa medicinskom terapijom hipnoze.

Poslužiti ću se komentarom mojeg partnera, jednog od vrhunskih terapeuta hipnoze u Švicarskoj, gospodinom Rudolfom Chorchiom. Govoreći sa jednim hipnotizerom koji nije bio terapeut, pa je došao u našu Holističku akademiju da nauči o mogućnostima terapije i da vidi kako mi to radimo, g.Corchia ga je nakon što je hipnotizer u vrlo kratkome roku osobu uveo u trans zapitao : " I ? Što ćemo sada ?"

Terapijska hipnoza je nešto neusporedivo više od pojma -nekoga hipnotizirati.

Potražite iskusnog i kreditiranog stručnjaka za terapijsku hipnozu u svome gradu ili okolici.

Ako se nađete u situaciji zdravstvene potrebe s kojom se susrećemo svakodnevno i radi koje nećemo zvati hitnu pomoć ili ići u bolnicu, onda je Tehnika **Jin Sin Jyutsu**R, prikladna da si pomognete sami u velikom broju zdravstvenih stanja. U slučaju da se odlučite na tu terapiju zbog kronične ili teže bolesti, posjetite svakako licenciranog terapeuta Jin Shin Jyutsu metode.

Bioenergija je inteligentna vrsta energije kojom se organizam sam liječi. Oni koji je provode, su kao što i riječ kaže - su sprovodnici energije koja se slobodno nalazi oko nas na onu osobu koju liječimo. Terapeuta bioenergije kao i metoda i tehnika koje se primjenjuju ima ogroman broj. Svi oni koji ih izvode i nude bolesnim osobama, zaklinju se baš u svoju metodu i u svoje sposobnosti. Postoje nažalost izlječitelji, koji su mnoge vrijedne tehnike i metode, pa i cjelokupno liječenje komplementarne i holističke medicine, doveli u područje sumnje i nevjerice, svojim površnim djelovanjem, željom za brzom zaradom i šarlatanstvom. Postoje i oni, koji znaju puno toga, ali ne dovoljno ili ne primjenjuju tehniku liječenja bioenergijom koja je djelotvorna. To pak, stvara grupu onih, kojima liječenje bioenergijom nije bilo uspješno i gura te vrijedne terapije i metode izlječenja u najmanju ruku u drugi red, ako ne u šarlatanstvo. Zato pomno izaberite svoga bioenergetskog terapeuta. Ova knjiga ima ujedno i zadatak, da vam u tome pomogne.

Vaš pristup ka izlječenju, mora biti posve otvoren: prije i tokom terapije ponovite dvadesetak puta "ja se mogu izliječiti". Prvo, budite svjesni, da se otvarate ka nečemu što je već u Vama. Ništa vam nitko ne daje , osim Bioenergije koja je oko svih nas u prostoru, ništa vam nitko ne naturava, sve je to već u vama samima . Ono što vi trebate, je da otvorite put ka saznanju da je vaše tijelo, vaš organizam u stanju sam sebe izliječiti. Koliko ste puta čuli ili ste možda sebe samoga zatekli kako kažete: " ja vjerujem u - nešto", ili obratno, " ja ne vjerujem u to" ? Činjenica je da ste vi sami stvaraoci i kreatori svojega zdravlja. Vaša namjera je da postignete stanje kroničnog zdravlja. I sa tom namjerom vi idete iscjelitelju ili terapeutu. To nema nikakve veze sa vjerovanjem, a posebno ne sa vjerom kao religijom. Vi znadete da je moguće postići stanje kroničnog zdravlja i izabirete terapeuta koji će vam u tome pomoći. Da bi to postigli nije vam potrebno nikakvo posebno mjesto:

najveći i najsjajniji hram, se nalazi u samome čovjeku.

Kod svega što radite, pa i kod namjere da ostvarite stanje kroničnog zdravlja, važno je ostati razuman i ne stvarati si iluzije.

Terapija Bioenergijom liječi sve bolesti. U očekivanjima izlječenja treba se ostati razuman i realan: terapija Bioenergijom neće spojiti prekinuto stablo kičmene moždine, ali će osigurati toj osobi da se bolje nosi i snađe sa svojom novonastalom situacijom i da i u fizičkom i u psihičkom smislu napravi iz te perspektive najbolje što može. Posebno kod onih osoba kojima su djelomično oduzeti i gornji ekstremiteti, može se postići poboljšanje upotrebe ruku, što za osobu ima ogromnu vrijednost: čini ju samostalnijom i samodostatnom u mnogim dnevnim situacijama. A toga što se može, vjerujte mi, ima puno : pomislite samo na

Paraolimpijske Igre.

Mnogi pacijenti se odluče za Terapiju Bioenergijom, kada su već isprobali sve drugo, ili kada je školska medicina "digla ruke od njih": rečeno im je da im se više ne može pomoći. Oni dolaze na Terapiju Bioenergijom u vrlo jadnom psihičkom stanju, osjećaju se "otpisanima", a to, priznati ćete nisu baš povoljni uvjeti stanja svijesti u kojima se osoba nalazi, nasuprot onome stanju svijesti u kojima bi se osoba trebala nalaziti, kao što sam opisala u prethodnim poglavljima. Njihovo fizičko stanje je naravno daleko od optimalnoga: organizam u cijelosti, organi, stanice i strukture su ili uništene ili značajno oslabljenje napredovanjem tumorskih stanica, jednom ili obično više Chemoterapija. Važno je što ranije se odlučiti doći na Terapiju Bioenergijom. Osobno sam se odlučila i isprobala na sebi sticajem okolnosti prilikom virusne zaraze terapiju bioenergijom. Terapije kojima sam se podvrgla u trajanjima i do pola godine, nisu imale nikakva uspjeha. Danas znam da nije dovoljna namjera terapeuta niti polaganje njegovih ruku na oboljela mjesta, da bi se kod pacijenta ili klijenta ostvario slobodan protok životne energije ili bioenergije. Da ne govorim o stanjima kada je pacijent u bolovima i ima zapravo višak nagomilane energije na bolnom području, a iscjelitelj mu dodaje na to bolno mjesto još energije.

Za više informacija posjetite:
http://bioenergy-balance.com
http://bioenergieheilung.ch

U današnjoj eri buđenja ljudske svijesti, procvatu bioenergetike i njenih terapeuta, te eksploziji

101

komunikacijskih mogućnosti, mogu se pročitati izjave mnogih terapeuta, po kojima je svejedno kako se Bioenergija dovodi prema pacijentu. Izjava da je "svejedno na koji način se terapija izvodi, jer su sve bioenergetske terapije djelotvorne", nije točna.

Vrijedna spomena u grupi Bioenergetskih terapija je i **Thai Yoga Terapija**, kao 2.500 godina stara terapijska disciplina tradicionalnog liječenja u Kineskoj Medicini i **Ayurveda**.

Terapija Medicinskom Hipnozom

Hipnoza je kao metoda i vrsta terapije vrlo djelotvorna. To nije nikakva vrsta magije. Njome se međutim ne mogu liječiti sva medicinska stanja. Ali ona područja koja se hipnozom mogu liječiti su vrlo učinkovita, pa čak ponekad i uspješnija nego neke druge metode. U nekim slučajevima, hipnoza se primjenjuje da bi se osoba otvorila u svojoj komunikaciji prema ljudima i okolini, na način da se otvori prema samome sebi. Time se otvara cijeli niz mogućnosti i posve nove vizije i horizonti.

Za bolje razumijevanje i uklanjanje nedoumica, predstavljam vam nekoliko činjenica iz naučnih istraživanja o hipnozi kao metodi medicinske terapije:
Mjerenja EEG (encefalografa), znači slika rada moždanih struja, su pokazala da je EEG osobe koja je pod hipnozom skoro isti kao EEG budne osobe. To znači da nema besvjesnih stanja u kojima pacijent ne zna što

se sa njime događa. Frekvencije moždanih valova se kreću između 5 Hz i 13 Hz, a to znači da se stanje hipnoze sprovodi u rasponu moždanih frekvencija Theta i Alfa valova. Osoba na kojoj se primjenjuje liječenje hipnozom može svojom voljom prekinuti seansu. Osoba se nalazi u stanju koje sliči snažnoj opuštenosti, koja se onda očituje u mirnijem disanju i nižem krvnom pritisku. Kontakt između hipnoterapeuta i pacijenta može biti i prekinut, time da pacijent zaspe za vrijeme hipnotičke seanse, ali on se budi za nekoliko minuta. Terapija hipnozom nikada ne predstavlja nekakav čin moći ili premoći terapeuta nad klijentom u kojem klijent gubi kontrolu nad sobom. Najveću važnost uvijek ima međusobni odnos povjerenja između osobe koja prima terapiju hipnozom i terapeuta. To je glavni i najvažniji uvjet, čije nepostojanje isključuje svaku mogućnost terapije sa dotičnom osobom. Po završetku terapije osoba koja je uvođena u hipnozu se "budi" na način da se obično odbrojavaju brojevi od višeg ka nižem.

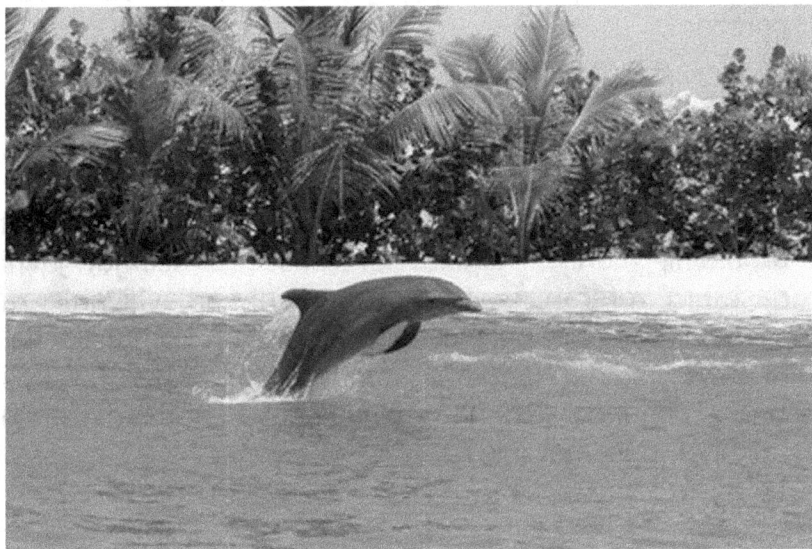

Hipnoza kao medicinska terapija ima vrlo široku primjenu u granama kao što su :

Medicina: Alergije, bolesti srca i krvožilnog sistema, neurološke smetnje, poremećaji u radu crijeva / autoimuni poremećaji (Morbus Crohn, Colitis ulcerosa), ginekologija, kirurgija (operacije bez narkoze).

Stomatologija/Zubna medicina: opuštanje i relaksacija pacijenta, oslobađanje od straha, svladavanje bolova i smanjenje praga bola, kontrola stanja kod kojeg pacijent ima podražljivosti povraćanja prilikom rada u usnoj šupljini, smanjenje krvarenja kod operacija, rad sa osobama oboljelim od hemofilije, pomoć u adaptaciji na strano tijelo (npr.zubne proteze).

Sport: Strah od natjecanja, optimiranje motornih mogućnosti, mentalno ugrađivanje pozitivnih pojmova i sposobnosti, prevladavanje bolova i straha pred porazom.

Psihologija: depresije, burn out, stanja straha, fobije (recimo od visina), poremećaji spavanja, posttraumatska stanja, poremećaji u vezi sa konzumiranjem hrane (bulemija, anoreksija), seksualni problemi, manije, kognitivne teškoće u učenju, javni nastupi (referati, ispiti, menagement, prijavljivanje za zaposlenje itd.), poremećaji u govoru, komunikacija, neuroze, stanja izazvana oboljenjima od raka i kod slabosti imunog sistema, prevladavanja stresa, ovisnosti (alkohol, pušenje, jelo) .

Sudska praksa: U Americi se medicinska hipnoza često

primjenjuje na sudovima u svrhu ispitivanja svjedoka ili žrtvi, za prevladavanje amnezija ili sposobnosti sjećanja i za terapiju posljedica nasilja kod žrtava nasilja.

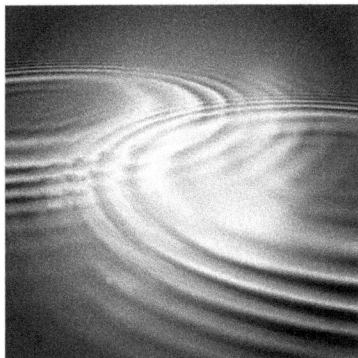

Neprikosnoveni expert u hipnozi **Milton Erickson,** koji je postavio temeljna načela moderne terapije hipnozom, je vjerovao da ljudi sami dolaze u stanje samohipnoze tj. laganog stanja transa i po nekoliko puta na dan, ali nisu toga svjesni.

Terapijska grupna hipnoza se primjenjuje kao vrlo uspješna metoda u postizanju cilja reduciranja tjelesne težine.

Duboko u podsvijesti, hipnoza može motivirati osobu na način da dotična osoba stvori bolju sliku o samome sebi i postigne pozitivniji stav u životu. Kao posljedica toga, dolazi do pozitivnog razmišljanja koje je konstruktivno za razliku od stanja u kojem osoba prisiljava samu sebe da smršavi, jer joj je to prijeko potrebno.

Odvikavanje od pušenja se jako uspješno liječi metodom hipnoze. Naučni rad pod okriljem Smoke International organisation (Pušačka internacionalna organizacija), pokazao je 95 % uspjeh odvikavanja od pušenja kod osoba koje su se podvrgle liječenju hipnozom, uz kombinaciju terapije zvane Neuro Lingual Programming (NLP). U naučnome centru Medicinskog fakulteta na A & M University, Texas, US, provedena je studija iz kliničke hipnoze, kojom se je pokazalo da je

81% svih osoba koje su se podvrgle odvikavanju od pušenja hipnozom, trajno prestalo sa pušenjem. To je šansa za sve one koji zaista žele prestati sa pušenjem, a probali su razne metode, bez uspjeha. Ako se nalazite među inima, pokušajte sa terapijom hipnozom. Isplati se.

Naša Web stranica: http://hypnosetherapie-schweiz.com

Primjena medicinske kliničke hipnoze u Psyhoneuroimunologiji

Osim različitih psihičkih stanja, koja su u podlozi uzroka mnogih medicinskih poremećaja pa i teških oboljenja, medicinska klinička hipnoza ima nadasve pozitivan utjecaj na rad moždanih struja, dovodeći djelovanje mozga u frekvencije koje pogoduju samoizlječenju pacijentovog organizma. To je predmet **Psyhoneuroimunologije**, koja je kao najnovija grana neurologije dovela do novih spektakularnih saznanja u medicini i predmetom je intenzivnih naučnih radova i eksperimenta po cijelome svijetu.

Kako to pojednostavljeno rečeno funkcionira ?

Ako je osoba opterećena mislima , koje se vrte oko jedne teme, koja je većinom vezana uz događaj koje je već prošao, o čemu sam pisala na početku knjige, onda se ponekad događa da se dotična osoba nije u stanju riješiti takvih misli, koje su štetne za cijeli organizam. Čak ni onda, ako inače ima potrebna osnovna znanja, tako da si može sama pomoći, na načine koje sam opisala u prethodnim poglavljima.
Misli se vrte po glavi i počinju stvarati jedan začarani krug iz kojeg se osoba sama nije u stanju osloboditi, bez stručne pomoći sa strane. Najdjelotvorniji, a vjerojatno i jedini mogući način je primjenom medicinske kliničke hipnoze odnosno primjene sistemske Hypnoterapije.

Takve opterećenosti lošim mislima su u biti ništa drugo

nego smetajuće rezonancije u mozgu dotične osobe. Što se čovjek više trudi da se riješi tih misli i da ih izbaci iz glave, sve više se vrti u krug i stalno se vraća na istu temu, a misli se roje u glavi kao da klize po nekome imaginarnome spiralnome lijevku, sve dublje i dublje. Takve loše misli odnosno smetajuće rezonancije, se ne mogu " izbaciti " iz glave. One se moraju zamijeniti drugim rezonancijama. U suprotnome će naše smetajuće i loše rezonancije djelovati na stanice u tijelu, dajući im putem neurona u mozgu informacije koje će biti štetne. To su sigurni preduvjeti za put u bolest.

Za hipnozu se ukratko može reći da je to fenomen, koji oblikuje bolju budućnost osobe koja je bila pod terapijom hipnoze a djeluje kao dobrobit za cijelo čovječanstvo.

Jin Shin Jyutsu[R]

Ono što se mora shvatiti od početka i u svakoj metodi je bit stvari. Bit liječenja je da se od početka shvati da nas nitko ne može izliječiti nego mi sami. Naš organizam se liječi sam.

Što je Jin Shin Jyutsu

Jin Shin Jyutsu je nauka i tehnika o djelotvornome liječenju koje crpi energiju iz naših ruku. Zasniva se na Bioenergiji kojoj omogućuje da nesmetano teče tijelom. To je fitness za tijelo, um i dušu, istovremeno.

Povijest Jin Shin Jyutsu

Tehnika ljekovitog djelovanja ruku je poznata tisućljećima i korištena je u raznim metodama, od kojih su mnoge bile i zaboravljene, dok nisu bile probuđene iz zaborava početkom 20. stoljeća. Osnivač Jin Shin Yjutsu je **Jiro Murai**, Japanac, rođen u bogatoj liječničkoj obitelji 1886 godine. Živeći prilično bezbrižnim životom mladića koji je često pretjeravao u jelu i piću, sa 26 godina je teško obolio. Kada mu medicina više nije mogla pomoći, počeo se intenzivno baviti umijećem liječenja starih majstora, njihovim tehnikama i meditacijom, a naročito liječenjem kroz ruke, polaganjem prstiju ili ruku na određene točke na tijelu, koje su odgovorne za prolaz Bioenergije i raznim pozicijama prstiju, koje se zovu Mudras . Pomogao je sebi i ozdravio i posvetio se proučavanju ljudskih bolesti i metodama liječenja rukama i prstima. Kao tumač jezika **Mary Burmeister**, Amerikanka japanskog podrijetla, rođena 1918 u USA, je u Japanu upoznala Mastera Jiro Murai-a i nakon što ju je Murai upitao da li želi od njega naučiti jednu tehniku liječenja, odgovorila je lakonski sa "da", neznajući da će joj to promijeniti čitav život. Mary Burmeister je učila umjetnost liječenja rukama i prstima 12 godina kod Jiro Murai, a intenzivnim prakticiranjem i podučavanjem tehnike se počela baviti u Americi tek 1963, dvije godine nakon smrti Mastera Jiro Murai.

Gospođa Mary Burmeister postala je pojmom Jin Shin Jyutsu filozofije. Do svoje smrti 2008 godine živila je u Scottsdale , Arizona, US. Danas postoje terapeuti Jin Shin Jyutsu u 20 zemalja širom svijeta. Metoda je zaštićena sa strane njezinih nasljednika.

Alice Burmeister with Tom Monte: "The Touch of Healing; Energizing Body, Mind and Spirit with the Art of Jin Shin Jyutsu "(1997)

Razlike između Jin Shin Jyutsu i Reiki

Predočiti ću ukratko metode liječenja tehnikom Jin Shin Jyutsu, zato, jer sam ih naučila primjenjivati na sebi u toku svojeg liječenja, a potom i na drugima. Postoje i druge tehnike liječenja i terapije koje se isto u principu zasnivaju na nesmetanom protoku Bioenergije u tijelu, samo rade sa drugim principima i simbolima. Jedna od takvih tehnika je primjerice Reiki. Spomenuti ću ga samo za usporedbu razlike naspram Jin Shin Jyutsu. Neću ulaziti u opis tehnike Reikija, jer ju nisam proučavala niti isprobala na sebi. Reiki je isto kao i Jin Shin Jyutsu, japanska tehnika liječenja. Dok Reiki radi sa Chakrama i simbolima samo uz pomoć izučenog mastera Reikija koji aktivira protok Bioenergije u Chakrama, u Jin Shin Jyutsu su to 26 energetskih točaka na tijelu, putem kojih se mogu osloboditi blokade koje su uzročnici mnogih bolesti i bolesnih stanja uma i tijela, jer Bioenergija ne može slobodno proticati, a koje može izvoditi svatko sam na sebi ili na drugima, bez velikog prethodnog znanja i vježbe. Jin Shin Jyutsu je umjetnost liječenja koja djeluje na tijelo, um i dušu i zato objedinjava tehnike liječenja Fiziologije, Psihologije i Filozofije u isto vrijeme.

Prednosti liječenja metodom Jin Shin Jyutsu

Prednosti ima puno, a nuspojave kod te tehnike ne postoje. Otiđite na pregled liječniku, Jin Shin Jyutsu ne može zamijeniti dijagnostiku i liječenja konvencionalnom medicinom, ali ih može značajno nadopuniti odnosno komplementirati.

Tehniku liječenja Jin Shin Jyutsu može primjenjivati svatko sam na sebi, ako treba trenutnu pomoć. Metoda je besplatna, podiže uravnoteženost, sprečava eventualni razvoj bolesti, podiže samosvijest i pomaže vam da bolje upoznate sami sebe, uključuje proces cijeljenja te je zato apsolutno preporučljiva kao tehnika za potporu drugim terapijama. Ta tehnika bioenergetskog liječenja harmonizira čitav organizam dovodeći u balans tijelo, um i dušu. Metodu možete izvoditi bilo gdje i u svako vrijeme. Metoda Jin Shin Jyutsu nema nikakvih štetnih nuspojava ili posljedica. Ali... Kod ozbiljnijih bolesti, kroničnih smetnji ili smetnji i bolova koji se ponavljaju, potrebne su terapije kod izučenog Jin Shin Jyutsu terapeuta, koji će točno moći ustanoviti mjesto blokade i djelovati po određenim mjestima na tijelu na način da se blokirana mjesta protoka energije uklone.

Kako djeluje liječenje tehnikom Jin Shin Jyutsu

Tehnika Jin Shin Jyutsu polazi od činjenice da su tijelo , um i duša, jedinstveni. Zato ta tehnika pomaže čovjeku ne samo u jednom od ta tri područja, nego se isprepliće u svim trima, jer su oni jedinstveni. To znači da tehnika pomaže istovremeno na tjelesnoj i na duševnoj razini time da ima direktni utjecaj na njih. Zbog toga, ta umjetnost liječenja u sebi objedinjuje istovremeno fiziologiju, psihologiju i filozofiju.

Kako se regulira Bioenergija u tijelu tehnikom Jin Shin Jyutsu

Bioenergija se po Masteru Jiro Murai i njegovoj nasljednici učenja tehnike Mary Burmeister, širi protokom tzv. energetskim vratima kojih je 26 na čovjekovu tijelu. Smješteni su na prednjoj i stražnjoj strani tijela. Ako postoji disbalans odnosno neravnoteža u protoku Bioenergije kroz jednu ili više "energetskih vrata" ili "energetskih točaka", onda to osoba subjektivno doživljava kao stanje nelagode ili čak bolesti.
Naše ruke su kod protoka Bioenergije usporedive sa kabelima za pokretanje motora kod auta: baterija u automobilu tim kabelima dovodi startnu energiju. Isto tako naše ruke to čine dovodeći Bioenergiju ka određenim "energetskim točkama" na tijelu. Jedina razlika u

usporedbi je da kod čovječjeg tijela prijenos energije ne funkcionira gotovo trenutno kao na starteru automobila, nego je potrebno djelovanje u trajanju od najmanje 3 minute. Zavisno o problemu koji je nastao u tijelu, liječenje može trajati svakodnevno i po nekoliko tjedana. To zavisi o tome koliko su "energetske točke" blokirane, kako bi uopće bile sposobne primiti energiju. Polaganjem ruku na određene točke na tijelu, odstranjuju se blokade na njima, tako da Bioenergija može slobodno proticati. Ne samo naše ruke, nego naročito naši prsti mogu osloboditi blokiranu energiju pojedinih "energetskih točaka".

Prsti na rukama kao glavni pokretači tehnike Jin Shin Jyutsu

Prstima na rukama ne samo da možemo doticati "energetske točke " na našem tijelu, oslobađati barijere i omogućavati protok Bioenergije, već su i sami prsti nosioci energetskih točaka. Svaki naš prst na ruci ima nekoliko različitih energetskih točaka koje odgovaraju psihofizičkom ustroju a time i djelovanje na naše tijelo i dušu.

Spoznaja o samome sebi je prvi korak u liječenju

Primjenom svih tehnika liječenja Bioenergijom, pa tako i Jin Shin Jyutsu, se utječe i na duševnu ravnotežu osobe. Što se dulje i svakodnevno primjenjuje tehnika Jin Shin Jyutsu, opaža se kod svakoga od nas promjena u odnosu brige, straha, bijesa i njihova odnosa prema situacijama oko nas. Ne stvarajte si iluzije - to se neće dogoditi preko noći. Ali ako počnete već danas i upražnjujete redovno ovu metodu, koja bi se u vrlo pojednostavljenoj formi mogla usporediti sa "fizioterapijom prstiju", postati ćete nakon izvjesnog vremena svjesni činjenice da se vaš odnos prema stvarima mijenja i da ih vidite iz drugačije perspektive. To posljedično znači, da će i Vaša reakcija ili akcija biti bitno različita od prijašnjih. Počnite već danas i promatrajte se - isplati se.

Kakvo tumačenje se krije u pojmu o spoznaji samoga sebe

Pojasniti ću ovu temu vrlo ukratko, jer je spoznaja samoga sebe osnova i ključ svakog početka liječenja bilo da se liječite sami, ili da vas liječi izučeni bioenergetski terapeut, bilo da se radi o samom liječenju bioenergijom ili primjenom bioenergetske medicine kao komplementarnog liječenja zajedno sa nekom od terapija konvencionalne medicine.

Mudras - Fitness prstiju u tehnici Jin Shin Jyutsu

Mudras su geste i simboli u Hinduizmu i Budizmu. Neke obuhvaćaju cijelo tijelo, ali se većina odnosi na geste ruku tj. prstiju. Smatraju se specifičnim energetskim pečatom koji se primjenjuje u ikonografiji i spiritualnom prakticiranju religija Indije te u klasičnim plesovima Indije. Osim toga Mudras se primjenjuju u **Jogi** i to u svezi sa vježbom disanja u Jogi - Pranayama, koja se upražnjava kao dio nekih pozicija u vježbama Joge kod kojih se želi potaknuti protok Prane ili Bioenergije kroz tijelo.

114

Jiro Murai, osnivač tehnike Jin Shin Jyutsu, koju poznajemo danas i primjenjujemo zahvaljujući radu Mary Burmeister u Americi, razvio je pozicije prstiju na obim rukama za vrijeme svoje teške bolesti i buđenja tehnike Jin Shin Jyutsu, koje je primjenjivao i tako razvio na samome sebi. Sljedećih sedam Mudras pospješuju relaksaciju tijela i uma, daju novu snagu, vitalitet i kreativitet u svakodnevnici. Omogućuju onome tko ih primjenjuje protok Bioenergije i omogućuje da se osoba bolje osjeća.

Mudra 1 : Za poboljšanje vitaliteta, kod zamora i depresije

Ova Mudra umanjuje umor tijela i duha u svakodnevnom životu tj. smanjuje stres. Također nas rješava ili umanjuje postojeće brige, strahove i ljutnju.
Kako se radi : Stavite lijevu ruku pred sebe tako da palac gleda na desnu stranu tj. dlan je okrenut protivno od vas. Palcom desne ruke obuhvatite palac, kažiprst i srednji prst lijeve ruke, tako da se pri tome palac desne ruke nalazi na gornjem dijelu lijeve ruke, a ostali prsti desne ruke se nalaze na strani dlana lijeve ruke, na korijenima prstiju. Ponoviti isto sa drugom stranom nakon što ste jednu stranu držali oko 3 minute.

Mudra 2: Za dobre živce

Ova mudra nas umiruje i čini nas zadovoljnima i spremnima na nove izazove.
Kako se radi: Okrenite ispruženi dlan lijeve ruke prema sebi. Palac lijeve ruke je pri tome na lijevoj

strani. Obujmite palcem i prstima desne ruke mali prst i prstenjak lijeve ruke, tako da se palac desne ruke nalazi pred vama a ostali prsti desne ruke obuhvaćaju prste lijeve ruke sa stražnje strane. Ponoviti isto sa drugom stranom i držite po 3 minute.

Mudra 3: Da bi se riješili toga što vas opterećuje, za smirivanje duha uma i tijela, za revitalizaciju svih organa i njihovih funkcija. Također i za smanjivanje potrebe za šećerom i slatkišima.

Ova mudra nam pomaže da se riješimo frustracija, strahova i svega onoga što nas opterećuje. Općenito ili ciljano - znači, omogućava vam da se riješite i određenoga problema u cjelini i misli koje vas proganjaju tokom cijelog dana. Ujedno smanjuje stres i dovodi do boljeg rada svih organa.

Kako se radi: Obuhvatite srednjim prstom i palcem desne ruke, ispruženi palac na lijevoj ruci i to tako da ta dva prsta desne ruke zatvaraju krug. Srednjak desne ruke skvrčite položivši nokat na jagodicu palca lijeve ruke. Palac desne ruke je na doljnjoj strani palca lijeve ruke. Držite oko 3 minute i promijenite ruke.

Mudra 4: Za opuštanje leđnih mišića i opći osjećaj boljitka

Ova mudra će vam pomoći da bolje dišete i oslobodite se ukočenosti u leđnim mišićima. Općenito ćete se osjećati bolje.

Kako se radi: Pritisnite nokte srednjih prstiju na objema rukama jedan prema drugome. Držite oko 3

minute.

Mudra 5: Za dobar izdisaj te oslobađanje napetosti u glavi i plućima

Ova mudra pomaže oslobađanju napetosti glave i pluća te dobrom izdisanju koje će osloboditi sve one čestice prašine i nečistoća koje su se nakupljale u našem tijelu tokom dana, udišući zrak.
Kako se radi: Ukrstite prste na sklopljenim rukama izuzev srednjaka koje ispružite uspravno čvrsto međusobno dodirujući jagodice oba prsta.

Mudra 6: Za lakše i dublje disanje

Ova mudra potpomaže sve funkcije dišnih organa pa se diše sa lakoćom. Pomaže i kod poteškoća sa ušima tj. smanjuje pritisak u ušima, pa se preporučuje na velikim visinama, npr. kod leta avionom ili bilo kojeg boravka na visinama. Također pomaže kod problema sa kožom.
Kako se radi: Pritisnite nokat srednjeg prsta na unutrašnju stranu palca, tako da tvore krug i držite na obje ruke oko 3 minute.

Mudra 7: Protiv stresa

Ova mudra dobro pomaže u svim stresnim situacijama i djeluje umirujuće.
Kako se radi: Pritisnite jagodice palca i kažiprsta jednog prema drugome, tvoreći krug. Držite tako prste na obim rukama 3 minute.

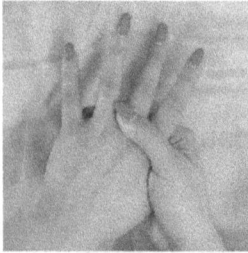

Mudra 1

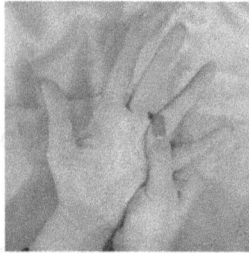

Mudra 2

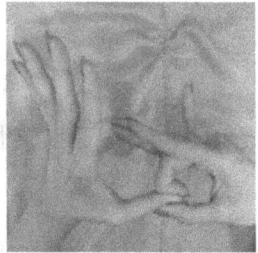

Mudra 3

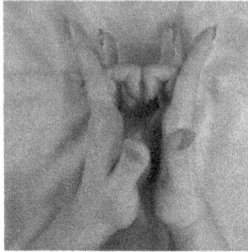

Mudra 4

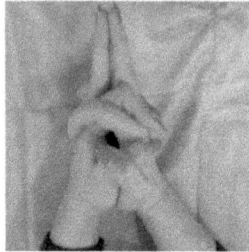

Mudra 5

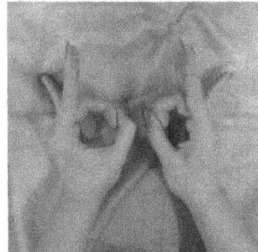

Mudra 6

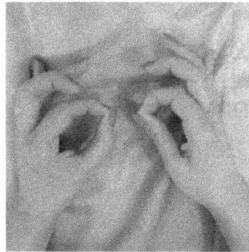

Mudra 7

Snaga i moć izlječenja je u našim prstima

Jednostavnim držanjem prstiju jedne ruke drugom, poput kablova za napajanje, harmoniziramo energiju u umu, duši i tijelu. To ujedno predstavlja i jedan od najvažnijih načina samopomoći.

Kroz to smanjujemo djelovanje svakodnevnog stresa i utječemo na promjenu naših misli,koje značajno utječu na sve naše tjelesne funkcije. Na misli možemo utjecati i mijenjati ih samo svojom odlukom , a svakodnevno prakticiranje držanja prstiju, nam može produbiti utjecaj na tu odluku. Jednostavnu tehniku držanja prstiju treba primjenjivati svakodnevno, da bi protok energije kroz tijelo ostao konstantan, a time i harmoniziranje uma kao i svih tjelesnih funkcija. Razlikujemo 5 osnovnih postava našeg razmišljanja, oko kojih se pokreću i od kojih se sastoje naša razmišljanja. To su: strah, zabrinutost, ljutnja, žalost i moranje (izsiljavanje sebe zbog manjka zadovoljstva). Time se stvaraju određeni modeli misli koji uzrokuju odgovarajuće posljedične konstelacije naših stavova prema nečemu. Ako se tih 5 osnovnih principa ponavlja, onda se nalazimo zarobljeni u njima i vrtimo se u krugu između određenog stava u razmišljanju (strah, zabrinutost, ljutnja, žalost ili moranje) i posljedice takvog stava. Evo primjera: često se suočavamo sa nečim što je novo, pa kao posljedicu imamo strah da ne zakažemo i postajemo nesigurni, što nam stvara još veći strah. Ako smo međutim u dječjoj dobi do 4 godine starosti, dobili pozitivne reakcije naše okoline i poticaj da je ne samo dobro ono što činimo, već trebamo sa time i nastaviti, mi ćemo kao odrasle osobe u dodiru sa novom situacijom reagirati znatiželjom i sigurnošću u sebe. Modeli za sve kasnije reakcije i svijet čovjekovih misli se formiraju u dječjoj dobi do četvrte godine starosti. Ona djeca koja to ne dobiju do dobi od 4 godine od svoje okoline, imaju kao odrasle osobe probleme u svakodnevnome životu. Pomoću svojih misli kreiramo svoj vlastiti svijet. Izvor naših misli se nalazi u harmoniji kada one ne kovitlaju nama, nego postoji unutrašnji mir i harmonija: nema velikih emotivnih skokova između ushićenosti i prevelikoga očekivanja i straha. U našoj duši vlada mir. U tome stanju smo otvoreni da primimo poruke Stvoritelja. Kroz svakodnevne vježbe prstima ruku, postižemo popuštanje ukorijenjenih stavova, koji mogu zarobiti naše misli.

Jiro Murai i Mary Burmeister su otkrili da u svakom prstu naše ruke postoji nekoliko protoka energije, koji djeluju na naše raspoloženje, stavove, misli i tjelesne funkcije organizma.

Vrijeme i mjesto kao i redoslijed kojim ćete držati određeni prst jedne ruke, drugom rukom, nemaju značaj.

Držanje palca nas oslobađa briga

Ako razmislite, uvidjeti ćete da ne možete mijenjati ono što je bilo jučer, a ono što će biti sutra, se još nije dogodilo. Prema tome jedini trenutak u kojem se nalazimo je ovaj - sada. Jedina energija koju možemo upotrebiti kreativno je ona koju ne rasipamo, nego je primjenjujemo u ovome trenutku.

Svakodnevno držanje palca nam ublažava brige, strahove, opsjednutosti određenim mislima, osjećaj mržnje i depresije. Djeluje izrazito povoljno na rad želuca i slezene, pomažući nam naći balans u sredini našeg tijela. Osjećaj težine ili čak mučnine u želucu kod nakupljenih briga, je poznata stvar.

Držanje kažiprsta nas oslobađa strahova

Ono nam pomaže da se oslobodimo straha, nesigurnosti i perfekcionizma. Ljudi koji su oslobođeni straha i nose u sebi osjećaj zadovoljstva, potiču rad imunog sistema, a na taj način dopridonose liječenju bolesti. To su potvrdile i najnovije imunološke studije. Držanje kažiprsta potpomaže radu bubrega i mokraćnog mjehura. Poznato je odavno, kako strah može djelovati na pražnjenje mokraćnog mjehura. Ako ste u zubnoj ordinaciji, držite svoj kažiprst drugom rukom. Vidjeti ćete da će strah biti potisnut.

Držanje srednjeg prsta nas oslobađa od bijesa

Bez obzira imamo li loš dan pun frustracija i nervoze, jer stvari ne teku onako kako smo zamislili ili agresivno ponašanje predstavlja dio naše svakodnevnice, držanje srednjeg prsta nam pomaže da se toga oslobodimo. Bijes je zapravo nagomilana kreativna energija, koja se onda oslobađa na osobi nasuprot nas. Moguće i na krivoj osobi. Držanje srednjeg prsta nam pomaže da djelovanje te kreativne energije oslobodimo tako da ona zaista služi kreativnosti. U organskome dijelu srednji prst pokriva funkcije jetre i žući. Vjerojatno svatko pozna izreku: "ide mi na jetra".

Držanje prstenjaka oslobađa nas od žalosti

Držanje četvrtog prsta nam pomaže da otpustimo i dozvoljava nam da se odvojimo. Bilo da se radi o suvišnoj odjeći koja se nakupila u ormaru ili o prijateljstvu koje za nas nije više podesno. Odvojiti se i pustiti nešto, a naročito nekoga, znači oprostiti se i odtugovati. To pomaže osobama koje nisu u stanju tugovati ili zaplakati, što je vrlo važan duševni proces. Osim toga, držanje prstenjaka pomaže kod harmoniziranja osjećaja krivice i pomaže da naš zdravi razum prevlada. Mi znamo duboko u nama, da je sadašnje stanje prolazno i da će nastupiti i bolja vremena. Biti svjestan toga, kada nam je teško, nam pomaže da lakše prebrodimo to stanje. U funkciji organa, držanje četvrtoga prsta pomaže funkciji pluća i debeloga crijeva, oslobađajući slobodan protok energije. Utjecaj na debelo crijevo je i u smislu poboljšane peristaltike.

Držanje malog prsta

Kada držimo mali prst oslobađamo se stresa koji je nastao zbog naših nastojanja da obavimo i svladamo uspješno posao koji ne volimo. Ako ne volimo ono što radimo, košta nas puno truda i energije da prevladamo taj nevoljki osjećaj i ulažemo značajan napor da obavimo taj posao. Isto se događa sa emocijama: nasmijani smo izvana a iznutra, duboko u duši, mi plačemo. Kaže se obično: duša me boli.

Držanje maloga prsta nam pomaže da osjetimo lakoću i ostanemo vjerni onome što za nas predstavlja vrijednost. I život nam odjednom postaje lakši. Ako živimo u zajednici, to se pozitivno odražava i na naš odnos prema životnom partneru.

U organskom smislu, držanje malog prsta harmonizira energiju srca i područje tankog crijeva.

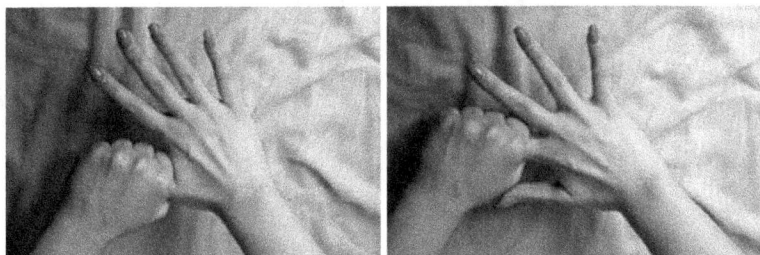

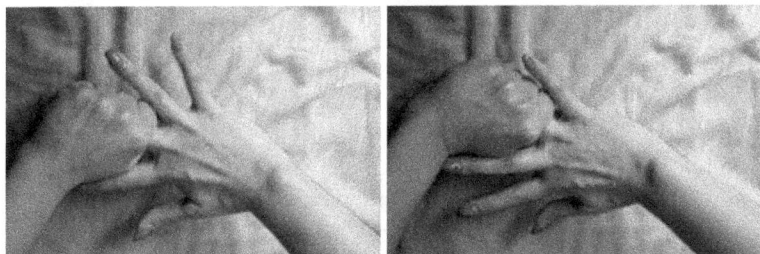

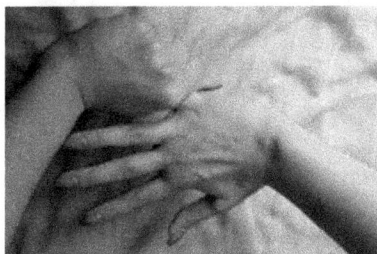

Jin Shin Jyutsu je nesagledivo više od ovdje ponuđenog. Želja mi je da opisujući najjednostavnije metode, kao i vrlo osnovne principe ove tehnike pomognete sami sebi.

Novim naučnim istraživanjima je dokazano, da se geste isto kao i riječi putem Bioenergije upijaju ostavljajući tzv. energetski pečat u određenim područjima mozga.

"Words, Gestures Are Translated By Same Brain Regions", Science Daily, 09.11.2000

Bioenergetska terapija

Odlučila sam se da pobliže opišem tu metodu Bioterapije, jer je to po mojem uvjerenju nakon svega isprobanog, jedina metoda koja učinkovito i sigurno djeluje, potičući proces u organizmu koji potiče samoizlječenje. "Terapija bioenergijom djeluje, bez obzira kako se sprovodi" bile su riječi jednog bioterapeuta, kada je davao izjavu za jedan časopis , vezanu za terapije Bioenergijom i njihovu učinkovitost.
Nije svejedno kakva je metoda Bioterapije. Metode ne "djeluju" samo zato jer je netko položio ruke na vas. A iz tih ruku bi se trebalo "dogoditi" izlječenje, jer ta osoba ima "moć" u svojim rukama. Naprotiv, ne radi se o nikakvoj " moći" niti čudima. Dobro obratite pozornost na to kod koga ćete se odlučiti za terapiju Bioenergijom. Kao i kod svih drugih terapija, tako i kod ove treba biti uspostavljen kontakt između vas i iscjelitelja ili liječnika ili zubnog liječnika. O pojmu raporta sam govorila u prethodnom poglavlju. Bez toga, niti jedna terapija neće djelovati ili neće dobro djelovati.

Postoje stanja kod kojih se liječenje Bioterapijom ne primjenjuje:

☐ sve vrste stanja hitnosti

☐ kod anafilaktičkog šoka

☐ kod ekstrauterine trudnoće

☐ kod upale slijepog crijeva

☐ kod straha za ishod terapije Bioenergijom

Jedino dobro i pravilno objašnjenje o tome kako Bioterapija djeluje je da skalarni valovi prisiljavaju stanice organizma osobe koja prima terapiju, da se vrate u zdravo stanje, preokrećući vrijeme oboljenja.

Sasvim je razumljivo da je bolje ako se na Bioenergetsku terapiju dođe u ranim fazama bolesti, kada bolest još nije napredovala, a time su i tkiva organizma još očuvana, tj. nije došlo do masivne razgradnje ili destrukcije stanica. Terapija se jako dobro uklapa i kao potpora medicinskoj terapiji. Bioterapija **nikada** ne isključuje medicinsku terapiju. Iako je odluka samo vaša, i na vama je kako ćete savladati vašu bolest, svakako nastojte uključiti kvalitetnu bioterapiju.

U donošenju odluke, sigurno će vam pomoći saznanje da je za izlječenje potrebno prići uzroku bolesti, a ne samo liječiti simptome. Kao primjer možemo uzeti glavobolju. To je sigurno svakodnevni pratilac miliona ljudi. Kada uzmemo tabletu protiv glavobolje, mi djelujemo na simptom. Bol je simptom. Bol nas upozorava da nešto nije u redu. A što to nije u redu, obično ne znamo dok se ne pojave neki drugi znakovi bolesti ili poremećaja od kojih je bol samo jedan simptom. Glavobolja može biti jedan od simptoma mnogih oboljenja. Jedan od uzroka glavobolje je opće poznat i vrlo opasan - to je stres. Stres nije bolest, ali sasvim sigurno, vodi u bolest.

Bolest se odražava na nama puno prije nego li smo u stanju išta opaziti. Naša Aura, pokazuje oštećenja i na njoj se vidi da je samo pitanje vremena kada će se bolest pokazati u punom zamahu na fizičkom tijelu. Kako, kada i na kojem dijelu tijela će se oboljenje pokazati, ovisi o osobi i jačini njezinog imunog sustava te o slobodnom protoku bioenergije kroz energetske centre ili Chakre u cijelom organizmu.

Ne postoji stanje vječnog zdravlja. Mi smo stalno izloženi raznim patogenim agensima u našem okružju, a time smo izloženi i bolestima. Postoji vrlo značajna razlike koje se vide u toku oboljenja i oporavku osobe. One osobe kojima je bioenergija u tijelu u ravnoteži značajno kraće vrijeme boluju odnosno se oporavljaju od bolesti. Veliku ulogu u terapiji igra i volja osobe da ozdravi. Bioenergetskom terapijom se utječe i na poboljšanje volje za ozdravljenjem.

Čovjekova volja nije ničim mjerljiva niti se dade vizualno prikazati, ali se volja bolešću vrlo lako oslabljuje. Tek onda kada pacijent uvidi da mu je bolje, dolazi do spoznaje da je volja bila ozbiljno ugrožena. Za mnoge pacijente dodir sa Bioterapijskom metodom je prvo saznanje da je moguće i nešto drugo i da je ljudsko biće puno više nego fizičko tijelo koje je zakazalo. Kada se to dogodilo, bilo je logično da su zatražili medicinsku pomoć. Tada je život dobio neki sasvim novi ritam i pravila i sve se je počelo vrtiti oko toga koliko lijekova moraju konzumirati u koje vrijeme, kada je sljedeća kontrola i strah od toga što će čuti o stanju svojeg zdravlja tj. bolesti na toj kontroli. Kada pacijent dođe na Bioterapiju, on nije niti u stanju, niti je spreman prihvatiti ništa izvan toga začaranoga kruga lijekova i obilaska liječnika. No međutim, dokazano je da takvi pacijenti nakon nekoliko dana terapije, baš pod utjecajem terapije osjete promjenu u sebi i u svojem viđenju bolesti. Oni izlaze iz uskih okvira svoje medicinske terapije i počinju shvaćati da su jedina prepreka i okvir koji su ih natjeravali da se vrte u krugu, bili oni sami. Ne samo njihov pogled na bolest, nego i njihov cijeli život se mijenja. Napuštaju svoju prvu terapiju, sa saznanjem da postoji bioenergija, koja je dostupna svima nama i da će i oni moći biti izliječeni. Tim ljudima se otvara jedan novi svijet i novi život. Često, ništa poslije toga nije kao što je bilo prije. Pacijenti koji su po prvi puta na Bioenergetskoj terapiji dolaze sa nadom, neki sa nevjericom, a treći sa mješavinom oba osjećaja. Naročito je važno uspostaviti kontakt sa pacijentom i dovesti ga u tzv. medijalno stanje. Pojam medijalnog stanja bi se mogao opisati kao budno, opušteno stanje, koje sam opisala u prethodnim poglavljima kao Polje Pozitivne Namjere. Ako bi to željeli izraziti u nekim mjernim jedinicama, onda je to upravo stanje moždanih valova u frekvenciji od 7 do 13 Hz, to znači, da se idealno gledajući moždani valovi nalaze u Alpha frekvenciji.

Kako to postižemo ? Terapija se odvija skupno ili u pojedinačnim seansama. Skupne terapije provode se u velikim prostorima, u kojima se istodobno iscjeljuje i po nekoliko desetaka pacijenata. Veliki prostor je zračan, svijetao i ugodan. U njemu se neprekidno aktivno terapira nekoliko pacijenata, dok drugi čekaju na svoj red. Čekajući da dođu na svoju terapiju, pacijenti sjede sa neukrštenim nogama i sa dlanovima ruku položenim u krilo tako da gledaju prema gore. U tome položaju sjede sve osobe u prostoru, bilo da čekaju na terapiju ili su pratioci pacijenata. Na taj način su svi u tome velikom prostoru perceptivni za bioenergiju koja je prisutna svuda oko nas.

Važno je znati, da se Bioterapija ne može primjenjivati na samome sebi. To nije moguće, jer mora postojati interakcija energetskog polja ili Aure sa drugom osobom tj. iscjeliteljem. To je međusobno spajanje i dodirivanje Aure pacijenta sa aurom iscjelitelja i nema nikakve veze sa uzimanjem ili davanjem energije. Terapeut ili iscjelitelj ne daje ništa od svoje energije. On samo provodi energiju iz prostora oko nas na pacijenta putem svojih ruku, koje terapeutu služe kao posrednici i provodnici.

Isto je tako važno znati, da se bioenergetskom metodom liječenja, ne postavlja dijagnoza. Zato je korisno napomenuti još jednom: otiđite kod liječnika i nastojte saznati kakav poremećaj imate, ako je to razlog zbog kojeg ste se uputili bioenergetskome terapeutu.

Metoda liječenja bioterapijom je naročito prikladna za sve tegobe uma psihe i duše, počevši sa svakodnevnim teškoćama i borbom pojedinca da povedete prikladnu brigu o sebi. Možda ste odlučili da unesete više kvalitete u svoj život. U nekim od slučajeva je potrebno uključiti terapiju medicinskom Hipnozom. U mojoj ordinaciji, vrlo često moram na istome pacijentu primijeniti obje vrste terapija: terapiju bioenergijom i Hypnoterapiju. Naravno ni u kojem slučaju obje istovremeno. Vrstan Bioenergetičar će biti u stanju pomoći Vam ma koliko vaši koraci ka napretku i održanju vašeg zdravlja bili mali ili veliki. Potražite nas ! Ima nas još !

Za sve informacije o izboru Bioenergetskog Terapeutu u Vašem kraju ili dijelu svijeta nam se možete obratiti kontaktirajući nas preko naših

Web stranica:

http://bioenergy-balance.com

http://bioenergieheilung.ch

Terapije se provode ili u velikoj dvorani sa mnogo drugih ljudi ili eventualno u pojedinačnim seansama. I jedan i drugi način tretmana imaju svoje prednosti. Ako pacijent želi biti sam sa iscjeliteljem treba poštovati njegovu želju. Inače je preporučljivo da su pacijenti u većoj grupi i zajedno, jer je pozitivna energija u tome prostoru koncentrirana, pa pacijenti sjedeći čekajući da dođu na red i ostajući iza terapije mogu imati koristi od te energije i kada nisu u direktnome tretmanu. Osim toga pozitivna strana sudjelovanja u terapiji u prisutnosti više osoba je da pacijent vidi uspjeh i tok poboljšanja kod drugih i da se sam na svoje oči bez prepričavanja drugih osvjedoči da je izlječenje ili djelovanje metode prisutno i da funkcionira. To uvjerenje pacijenta da metoda funkcionira ne ide u korist iscjelitelju nego pacijentu: on vidi da metoda djeluje kod svakoga i da je samo pitanje vremena kada će i on sam osjetiti poboljšanje. Pacijent na taj način stiče pozitivno medijalno stanje svijesti tj. ulazi u Pozitivno polje namjere. To je jedan od učinaka koji gotovo 100 % osiguravaju djelovanje Bioterapije. Bioterapija djeluje tako da potiče organizam pacijenta da se sam liječi tj. da stanice napunjene bioenergijom počinju normalno funkcionirati. Svakako treba objasniti da mi ne znamo kada i u kojem periodu tj. kako brzo će liječenje Bioenergijom početi djelovati kod pojedinog pacijenta. Mi znamo, da će se poboljšanje dogoditi. Provodimo energiju na pacijenta sa namjerom i predanošću da ga iscijelimo. Neki pacijenti osjećaju poboljšanje gotovo odmah. Ako vršimo terapiju zbog bolova npr. kostiju ili zglobova, iza operacija ili slično, onda odmah pacijenta pitamo neposredno iza terapije ili za vrijeme terapije da li osjeća poboljšanje. Ili ga zamolimo da proba hodati, ako je problem bio vezan za taj dio tijela. Isto tako je sa pacijentima koji dolaze zbog upale ili slabljenja rada srca odnosno srčanog mišića: neposredno u toku terapije, prije nego izađemo iz pacijentovog energetskog polja ili Aure što predstavlja kraj terapije za tu seansu, mi molimo pacijenta da isproba hodanje stepenicama, kako bi sam subjektivno mogao reći da li mu je sada lakše.

Osim direktnim posredovanjem davanja bioenergije pacijentu, moguće je, i to vrlo uspješno primjenjivati liječenje Bioenergijom na daljinu. Pri tome se pacijent može nalaziti tisuće kilometara daleko od iscjelitelja. Daljina nije bitna, a djelovanje terapije se odvija u djeliću sekunde. Na taj način su postignuti značajni rezultati u liječenju npr. sportskih povreda u kojima se poboljšanje pokazuje gotovo odmah, a kod nekih se simptomskih bolesti može pokazati četvrtog dana terapije ili tjedan dana iza prvog bloka terapije od četiri dana, ili pak u razdoblju do 3 mjeseca.

Bavljenje liječenjem Bioenergijom , kao uostalom i bilo koja druga metoda liječenja, podrazumijeva i osnovno poznavanje medicine, kao što su raspored i funkcija pojedinih organa i njihova bolesna stanja.

Thai Yoga Terapija

Thai Yoga je po predanju, razvijena od samog Buddhe u suradnji sa njegovim osobnim liječnikom Shivago Komarpaj, i osmišljena je kao praktična primjena stanja "metta" - Budističkog prakticiranja ljubavi i dobrote. U praksi je Thai Yoga zapravo sistem fizičke meditacije koji ima zadatak i funkciju da stimulira nesmetani protok Bioenergije ili Prane na način da ciljano djeluje na akupresurne točke svake Chakre.

Nuad Bo - Barn, u prijevodu " drevni dodir izlječenja" je 2.500 tisuće godina stara forma Thai Yoge i razvijena je pod snažnim utjecajem Yoge i Buddhisma kao i tradicionalne metode liječenja - **Ayurveda** i elemenata Kineske medicine. U svojoj strukturi se tehnika zasniva na teoriji Sen linija, koje su srodne Nadis u Ayurvedi.

Tehnika Thai Yoga Terapije počinje sa obradom stopala pomičući se gore po tijelu prema glavi, a predstavlja kombinaciju tehnika kao što su Trigger Point Treatment - Terapija kritične točke, Deep Pressure - Duboka Presura i Restorative Yoga Postures - Blagotvorne Pozicije Yoge, a sve u cilju da se postigne relaksacija.

Thai Yoga terapija je široko primjenljiva - uzimajući u obzir starosnu dob kao i konstituciju i zdravstveno stanje organizma osobe: po svojoj jačini može biti izrazito duboka ili blaga, zavisno o potrebama klijenta. Na taj način je moguće terapirati ljude najrazličitija stanja. Terapija Thai Yogom je apsolutno fleksibilna disciplina bioenergetske terapije.

Thai Yoga Terapija djeluje tako da podiže i poboljšava limfni sistem osobe, snižava krvni pritisak dovodeći u balans i harmoniju i energetsku i spiritualnu komponentu osobe.

Ayurveda

Najstariji zapisi Ayurvede su nađeni u zapisima Veda. Veda su najstarije predaje o nastanku i poimanju čovjeka i svemira te predstavljaju univerzalne zakone života. Zapisane su u jeziku i pismu Hinduizma - Sanskrtu. Zapisi su sadržani u četiri knjige. Predaje su se prenosile usmenim putem s koljena na koljeno tisućama godina i bile su prenesene u Vedama u pismenom obliku na Sanskritu, kako se vjeruje u razdoblju između 1200 -te i 700 -te godine pr.n.e. Riječ - Veda -u prijevodu znači - znanje.

Kaže se da je znanje u Vedama beskonačno, a da je ljudsko znanje u usporedbi sa Vedama, kao šaka zemlje.

Studiji zapisa Ayurveda u Sanskrtu iz po prilici 1000 godine pr.n.e., otkrivaju zapanjujuća znanja iz opće medicine. Ayurveda se ujedno smatra i opisuje kao nauka o životu i prakticirala se od Indije do Nepala i Sri Lanke. Procvatom Budizma u 6.st. pr.n.e. Ayurveda je posredstvom budističkih svećenika prenošena do Tibeta, Kine i Mongolije, gdje se zadržala sve do danas.

Jedan od zapisa Ayurvede koji također potiče iz istog razdoblja tj. 1000 godina pr.n.e. - Susruta Samhita, je relativno nedavno preveden na njemački jezik. Upravo taj zapis je bio osnova za početak razvoja današnje moderne plastične kirurgije.

Esencijalni prepoznatljivi mistični zvuk AUMmmm, primjenjivan je u mnogim Dharm-religijama, kao što su Hinduizam, Budhizam, Sikhizam i Jainizam. U Upanishadama je zapisano: " To je najviša forma potpore. Tko god zna samo taj jedan jedini mistični zvuk, dobiva sve što poželi."

Pojednostavljeno rečeno, Ayurveda je holistički sistem koji ima za cilj samo jedno - biti smjernicom za zdraviji i izbalansirani način života. Ayurveda priznaje i poštuje u svojim načelima jedinstvenu kvalitetu svakog ljudskog bića kao jedinke, temeljeći svoje učenje na prehrani, yogi, masaži i biljnim pripravcima. U učenju i znanosti Ayurvede je priznanje na jedinstvenost života usko povezano i ujedinjeno sa fizičkom formom čovjeka kao i sa njegovim mentalnim i duševnim aspektima.

Ayurveda pomaže da se ostvari harmonija ili balans sva tri aspekta ljudskog bića: fizičkog, mentalnog i duševnog. Na taj način pomaže općenito čovjekovu zdravlju, ali i sprečava znakove starenja pojedinca.

Prehrana ima enorman utjecaj na cjelokupni organizam čovjeka, a ako nije izbalansirana, dovodi do bolesti. No isto tako je i holistički pristup učenja Ayurvede zaslužan da se danas u čitavome svijetu ayurvedskim pravilima o načinu života , ondje gdje su bili primjenjivani i usvojeni, uspješno izliječilo oko 50 % svih oboljenja. Kod mnogih kroničnih i teških bolesti je preporučeno kombinirati konvencionalnu medicinu i Ayurvedu.

Ne treba nikada zaboraviti, da ako u slučaju bolesti odlučite primjenjivati Ayurvedu, treba kontaktirati oba stručnjaka - i opće medicine i Ayurvede.

Što je i kako nastaje čovjekova realnost

Dijelovi zapisa Veda - Rishe, govore o mehanizmu projekcije. Projekcija je mehanizam kojim čovjekova svijest stvara realnost. Najbolji primjer za to možemo naći u svijetu filma: glumci projiciraju likove koji u gledateljevoj svijesti djeluju stvaranjem dojma realnosti. Ono što mislimo, to postaje naša realnost.

Projekcije izgrađuju i stvaraju mišljenja. Događaji su sami po sebi posve beznačajni, bez obzira o kakvim se događajima radi. Oni ostaju beznačajni, sve dok im mi sami ne damo značaj, na način da na te događaje mislimo.

" Koliko plamenova postoji, koliko Sunca, koliko svitanja ima i koliko voda ?

Tebe pitam, o Stvoritelju, ne da bih raspravljao, već Te pitam kako bi (sa)znao (istinu)."

(10.88.18) Veda

Više o osnovama nauke o Ayurvedi, koja će vam biti oslonac da krenete dalje u potrazi za zdravim načinom života, potražite i pročitajte u mojoj knjizi - "How to Stay Healthy With Ayurveda" (" Kako ostati zdrav sa Ayurvedom").

8. Poglavlje

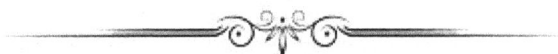

Sportovi kao bioenergetska potpora tijela, uma i duha

Mišljenje da je bavljenje sportom i vježba tijela jednako sagorijevanju kalorija, je duboko ukorijenjeno. To je točno, ali su time ostale pozitivne strane potisnute daleko u pozadinu. Iako se o sportu govori i opće je mišljenje da se o fizičkim aktivnostima sve zna, najnoviji naučni radovi su otkrili neke pojedinosti još nepoznate široj javnosti.

Ako govorimo o **Fitnessu**, onda je pojam "fit", u značenju vitalan, pun elana i energije, već sadržan u riječi fitness. Baviti se fitnessom znači postati i ostati fit. No to ne znači samo biti dobro utreniran, pokretan, i imati dobru kondiciju, već znači i posjedovati veliku prednost na nivou tjelesne stanice. Ljudi koji se bave fitnessom ili nekom drugom fizičkom aktivnošću imaju veći broj mitohondrija unutar svojih tjelesnih stanica.

Mitohondriji su organelle (nešto poput "malih organa"), koje sadrže vrlo važne enzime. Djelovanje tih enzima je aktivno uključeno u stvaranje aerobne energije. U opisu tih enzima obično se može naći i naziv - "stanične centrale energije", jer proizvode energiju crpeći je iz hrane koju konzumiramo. Zašto sagorijevamo više kalorija kada vježbamo i bavimo se bilo kojom vrstom sporta ? Zato, jer mitohondriji također sudjeluju u aerobnom sagorijevanju masnih kiselina što je jednostavno rečeno, sagorijevanje masti u organizmu. Taj proces se odvija i kada se mi odmaramo ili spavamo. Posljedica rasta broja mitohondrija kroz vježbu i fizičku aktivnost je i pojačani rad metabolizma, tako da time izgaramo više kalorija. Taj proces teče za vrijeme vježbe, ali najvažnije od svega, i iza vježbe, kada se mi već odmaramo i uopće više nismo fizički aktivni.

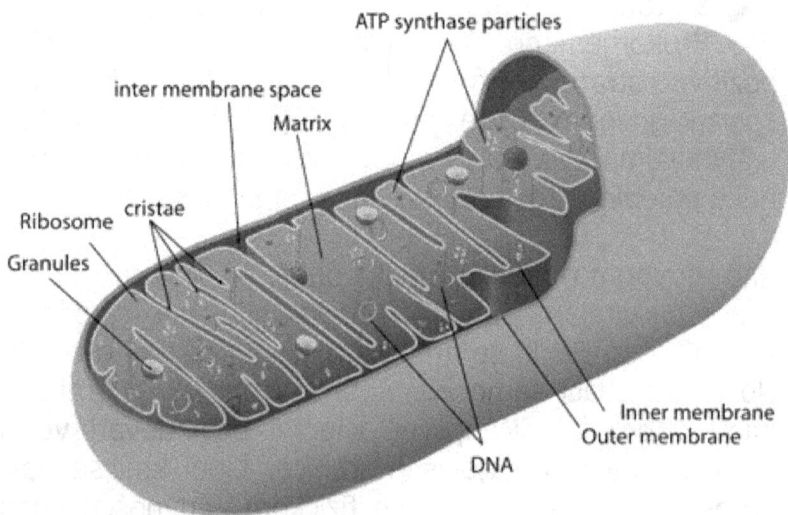

ATP synthase particles
inter membrane space
Matrix
Ribosome cristae
Granules
Inner membrane
Outer membrane
DNA

Vježbe iz područja tjelesne aktivnosti fitnessom povećavaju vašu snagu i izdržljivost. To ima za posljedicu da mnogim drugim aktivnostima pristupate češće, nego što bi to inače učinili, prosto zato , jer vam to odjednom ne predstavlja teškoću. I druge fizičke aktivnosti se otvaraju kao mogućnost, jer sve više uviđate da vam to ide od ruke i da to sa lakoćom izvodite. To pak, kumulira energetsku razinu osobe, njeno samopouzdanje, vjeru u sebe, a može pomoći i kod stanja u kojem se kod skidanja i namjernog gubitka na težini, najednom dogodi tzv. plateau - odjednom prestajemo gubiti na vagi, makar kako se i dalje trudili istim metodama koje su do tada funkcionirale.

Vrste sportova koje imaju izrazitu bioenergetsku komponentu, a i tradiciju su **Thai Chi** i **Pilates**.

Međutim samo na vama je da izaberete onu vrstu sporta i fizičke aktivnosti koja vam odgovara. To može biti Yoga, boksanje, biciklizam, spinning, mačevanje, trčanje na pokretnoj traci, Thai Chi, Pilates ili jednostavno žustro koračanje (brisk walking).

Pozitivno djelovanje sporta i fizičke aktivnosti općenito na organizam i um čovjeka, je neosporna činjenica. Sport je za svakoga i nema dobne granice, postoji samo izbor koji odgovara vašim i samo vašim potrebama, bilo da se radi o namjeni, učinku, pogodnosti, novčanom pitanju ili sklonosti. Sve je tu, za sve ljude.

Učinak sporta na smanjenje stresa, stavljam na prvo mjesto. Stres se ne vidi na fizičkom učinku. Barem ne odmah. Kada postane zamjetan , onda je većinom kasno. Međutim u obzir se moraju uzeti i pogodnosti sporta na organizam. Važan učinak sporta je djelovanje na kožu, bilo da se radi o mlađoj osobi, koja ima problema sa aknama, ili o starijoj osobi kod koje se gubi kolagen pa nestaje elasticitet. Znojenje kod sporta pomaže otvaranju pora i čišćenju kože kao i potpori i aktivaciji mišića koja pospješuje elasticitet kože. Pospješuje se disanje, a time i dovod kisika u organizam i prokrvljenost svih stanica. Utječe se na pokretljivost i elastičnost osobe, pokretnost zglobova, građu kostiju i cijelog skeleta, postavu i stanje kralježnice, potporu svih mišića, rada žlijezda sa unutrašnjim i vanjskim lučenjem, cirkulaciju, protok limfe i koordinaciju pokreta te ravnotežu osobe.

Izaberite bilo koji od sportova, ali, izaberite nešto.

Thai Chi

Thai Chi je vrsta sportske aktivnosti koja je istovremeno puno toga, za sve ljude. Thai Chi, kojim se bavim, bih opisala kao vrstu meditacije u pokretu.

Prednost toga sporta je, da za njega nema starosnih granica, fizičkih granica, niti prepreka. Sa tim sportom se može baviti svatko. Koncept toga sporta se sastoji u vrlo blagim pokretima gdje se usprkos finoći na suptilan način radi sa bioenergijom ili životnom energijom osobe koja ga izvodi.

Thai Chi je nastao u Kini pred 700 godina kao borbena vještina pod snažnim utjecajem Taoizma. i razvio se u jednu blagu tehniku vježbe. Pojam " Tao " znači - put, pravac - u jedan jednostavan i miran život u skladu sa prirodom. Taoisti su uvjereni da su svi elementi u univerzumu međusobno povezani i prožeti. No Thai Chi je ujedno i viša forma borbene vještine: ona nije sama po sebi borbena vještina, ali se može primijeniti u tu svrhu. U prijevodu Thai Chi znači " najviši posljednji" i predstavlja princip tjelesnog "centriranja": u slučaju konflikta je cilj udružiti u sredini duh i tijelo. Tehnika vježbi Thai Chi se izvode sporim pokretima koji kao da se pretaču jedan u drugi, dok se održava ravnoteža tijela pri naginjanju, što uvelike poboljšava jačinu u nogama, ali i ravnotežu. Osoba koja ga izvodi je svjesna svoga tijela kao i položaja u kojima se tijelo nalazi. Osim toga taj značajni bioenergetski sport dokazano dovodi do poboljšanja imuniteta kao i poboljšanja raspoloženja. Medicinski praktičari prepoznaju i preporučuju prednosti toga sporta za poboljšanje zdravlja.

Jedna moja pacijentica me je upitala, što mora uraditi kako bi stres posve izbacila iz svojeg života. Odgovorila sam joj, da to nije moguće, jer je život - stres. Umjesto da traži sredstvo koje će "uništiti" stres bolje je potražiti i naći uzroke stresa, koje se onda može ublažiti , predusresti i držati pod kontrolom. Ali moguće je i ciljano utjecati na smanjivanje stresa i služiti se kombinacijom metoda fizičkog, mentalnog i duševnog sklopa čovjeka, da se učinci stresa predusretnu i svedu na minimum. Naučno je dokazano, da ako je naš duh miran i osoba se nalazi u vrlo budnom ali smirenom stanju duha, koji daje osjećaj mira i općeg zadovoljstva, razina hormona stresa Kortizola, značajno pada. Ujedno raste i broj tjelesnih stanica koje pozitivno djeluju na imuni sistem a time i na cijeli organizam. Thai Chi je upravo takva vrsta sporta i metoda koja pomaže onome koji se njome bavi da pozitivno utječe na tijelo um i duh.

Svaki detalj u tehnici Thai Chi se može usporediti i prenijeti na principe Yin i Yang. Thai Chi je vježba vještine. Tko god se bavi tim sportom biva nagrađen povećanom pokretnošću i balansom kao i ujednačenim disanjem, jačim limfnim i krvnim sistemom te smanjenjem krvnog pritiska.

O Thai Chi se može saznati prilično dosta informacija u raznim knjigama i video filmovima, kojima se može kao i u ovoj knjizi saznati ukratko o tehnici tog sporta u osnovnim crtama, što će vam dati poticaj da se možda odlučite da se upišete na tečaj Thai Chi sporta. Time želim ujedno naglasiti, da se ni u kome slučaju ne odlučite da tehniku naučite i vježbate putem video kazeta ili knjiga, jer to nije moguće. Svi pokreti u tome sportu, nagibi tijela, držanje, disanje i koordinacija su tako precizni, da vas samo netko drugi, sa strane, može podučavati i to na način da odmah pravilno korigira vaš stav , pokret ili držanje tijela kao i naravno, disanje. Pri tome vam savjetujem da izaberete vrlo iskusnog učitelja. Thai Chi je u istovremeno i vještina i umjetnost. Ako vam je liječnik preporučio bavljenje s Thai Chi zbog bolova u zglobovima ili zbog artroze, što je često slučaj, konzultirajte vašeg doktora o pokretima, a vašeg Thai Chi učitelja o stanju vaših zglobova. Nikada se ne trudite da izvedete pokret na silu, iako vam taj pokret zapravo teško pada, ili ga čak niste u stanju izvesti. Posebno ne onda, ako vježbate u tečaju u grupi sa drugima, pa mislite da ćete se osramotiti ako ne učinite baš isto što i učitelj ili vaši suvježbači. Thai Chi je definitivno meditativna tehnika, a ne aktivnost za stvaranje stresa. Djelovanje Thai Chi na smanjenje stresa je medicinski dokazano.

Vjerojatno je da ste svi vidjeli na televiziji ili filmu poneku scenu gdje i stari i mladi zajedno na otvorenome vježbaju Thai Chi, a vrlo često su to u Kini i Aziji općenito zaposlenici čitave jedne tvrtke. Svjetska trgovina je velika mašinerija natjecateljstva i mnogi su to platili niti ne shvativši zapravo što se to sa njima dogodilo.
Imala sam pacijenta, koji je rekao da niti tada kada se to dogodilo, nije primijetio niti najmanji znak da je uletio u "burn out".
Velike i manje kompanije u Kini i Aziji ugrađuju vježbanje Thai Chi u svoju korporativnu logistiku. Najoptimalnije se vježba u grupi, u jutarnjim satima na svježem zraku. To ne samo da ima pozitivan učinak na namještenike, nego i na samu kompaniju.

Tehnika Thai Chi se sastoji od 24 vježbe, koje su pokretima slivene i prelaze jedan u drugu.

Nekoliko faktora ima utjecaj na tehniku vježbanja Thai Chi. Prvi i vrlo važan učinak ima disanje i tehnika disanja. Važno je postati svjestan disanja. To počinje prvo sa kontrolom tijela: prsnoga koša i trbuha: prsni koš je ravan do malo uvučen, tako da se disanje zapravo spušta prema trbuhu. Pri tome možete sjediti ili stajati.

- *opustite se* i počnite pratiti svoje disanje u duhu. Možete pri tome i zatvoriti oči i

- *fokusirajte svoj duh* - jednostavno kod udisaja u mislima izrecite " udisaj ",
a kod izdisaja u mislima izrecite "izdisaj".

- *Pratite svoje tijelo* - pokušajte fizički osjetiti kako se tijelo pokreće kod udisaja
a kako kod izdisaja.

- *Zamislite balon* u donjem dijelu trbuha, koji se puni zrakom i raste kada udahnete,
i obratno, balon se prazni, kada izdahnete.

- *Osjetite* - položite oba dlana na donji dio trbuha i osjetite kako se balon puni i prazni.

Ova tehnika disanja se bezuvjetno primjenjuje pri vježbama Thai Chi, no možete je primijeniti u slučaju stresa u mnogim situacijama, kao zasebnu tehniku disanja, koja će vas u vrlo kratkom vremenu opustiti i smanjiti stres.

Sljedeći faktor je pozicija pojasa i zdjelice, koji moraju biti opušteni a zdjelica lagano uvučena, dok su obje noge na zemlji, neznatno skvrčenih koljena: pozicija koja je usporediva sa stanjem tijela pri jahanju.

Nadalje vrlo je bitno razlikovati između " praznog " i " čvrstog". To je stanje koje nastaje kada se pomiče energija u stopalima preko nogu: u trenutku kada težinu svoga tijela prebacite na lijevu nogu, ona će postati čvrsta, a desna noga će postati prazna i obratno.

Ruke i ramena i laktovi ostaju opušteni u prirodnom položaju.

Svi ti faktori utječu na vježbe Thai Chi tako, da omogućuju da Chi- Bioenergija slobodno protiče kroz tijelo. Protok energije počinje od stopala i nogu dižući se preko pasa i ramena do ruku i prstiju.

Osobe koje izaberu Thai Chi kao svoju fizičku aktivnost su i u visokoj starosnoj dobi manje sklone padovima i imaju svoje tijelo prosto bolje pod kontrolom.

Pilates

Pilates je fitness sistem , točnije skupina fizičkih vježbi koje je razvio **Joseph Pilates** početkom 20. stoljeća. Rođen u Njemačkoj 1880 godine, kao kržljavo i nejako dijete, koje je patilo od astme i reumatske groznice, Pilates je imao želju da ojača svoje tijelo i bude zdraviji i privlačniji. Počeo se baviti gimnastikom i body buildingom, pa je u dobi od 14 godina već pozirao za slike tijela u udžbenicima anatomije. Ove vrlo značajne detalje iz života Josepha Pilatesa navodim, da vam pokažem, da je vaš cilj u vašim anatomskim i funkcionalnim granicama, sasvim sigurno moguć. Možda i vi sebe ugledate i nađete u tome.

Pilates je emigrirao u Englesku 1912 godine i zarađivao za život boksajući i prikazujući metode samoobrane u cirkusu. Svoju metodu stvorio je u prvome redu kako bi pomogao oporavak ranjenim vojnicima na fronti za vrijeme I. svjetskog rata, kada je bio stacioniran u vojnoj bazi u Lancasteru, gdje je radio na fizioterapiji ranjenih engleskih vojnika .
1925 godine Pilates emigrira u USA, susreće na brodu za Ameriku svoju buduću suprugu Klaru i otvara u New Yorku sa njome, godinu dana kasnije studio za treniranje , kojeg vodi osobno do 1960 godine. On direktno u svoju metodu ugrađuje um koji kontrolira rad mišića, a mišići kontroliraju postavu kralježnice. Postava kralježnice posljedično kontrolira mišiće grudnoga koša, a ti mišići u daljem lančanome slijedu djeluju zajedno sa kontrolom pravilnoga disanja u

oslobađanju bolova u leđima i vratu. Njegovi prvi klijenti u novo otvorenome studiju su bili profesionalni plesači sa Broadwaya, čiji su pokreti i fleksibilnost također bili ugrađeni u njegov program vježbanja. Godine 2005, 11 miliona ljudi je bilo uključeno u treniranje Pilatesa, samo u USA.

Glavni cilj kod kreiranja i stvaranja svojeg programa vježbi, Pilates je imao u ujedinjenju uma i tijela osobe koja izvodi njegove vježbe. Pilates, kao metoda fitnessa omogućuje harmoniziranje ili balance tijela uma i duše. Metoda vježbi Pilates može biti djelotvorna i za vas - bez obzira kojeg ste spola, starosti ili fizičke kondicije. Kada se odlučite da vježbate Pilates, morate znati da ta metoda izbjegava sve brze ili nagle pokrete. Svaki pokret je miran, ali snažan, fleksibilan, ali odlučan. Metoda Pilates pomaže jačanju snage i pokretnosti tijela osobe koja vježba, bez da povećava mišićnu masu. Metoda Pilates se zasniva na principima centriranja, koncentracije, kontrole, preciznosti, disanja i tekućih pokreta. Ima puno zajedničkog sa Yogom.

Centriranje u vježbanju Pilatesa znači uključiti abdomen, zdjelicu i gluteuse koji se jednim imenom u Pilatesu nazivaju "powerhouse" - izvor snage. To je središte križanja svih energija koje se slijevaju u to središte i ponovo se razilaze prema ekstremitetima, tj. rukama i nogama.

Koncentracija i kontrola predstavljaju spregu između uma koji vrši kontrolu nad mišićima. Zato u početku Pilates svoj program vježbi naziva "Contrology", kako bi naglasio aspekt direktnog utjecaja uma na mišiće. Cilj je bio postići kontrolom uma što je moguće veću gracioznost pokreta, koji su apsolutno harmonizirani, a

147

broj pokreta je sveden na minimum.

Kod toga je potrebna *preciznost*, koja se kod vježbi može postići samo stalnom kontrolom pokreta.

Pravilno disanje je neophodno potrebno u izvođenju vježbi kako bi se omogućila dobra cirkulacija i optimalna prokrvljenost, koja je vrlo bitan faktor za zdravlje organizma i djeluje na staničnom i organskom nivou. Na taj način, ne samo da se pospješuje rad stanica, već i izmjena tvari i odbacivanje štetnih tvari iz stanica, organa i organizma. Te štetne tvari su, ako nisu odstranjene iz stanica, uzroci umora.

Na tržištu se naravno mogu dobiti sve vrste literature, video filmova i DVD-a o toj popularnoj metodi vježbanja. One vam mogu poslužiti kao pomagalo da si metodu približite i vizualno. Nije međutim nikako preporučljivo niti moguće, da sami bez pomoći dobrog trenera savladate metodu Pilates, jer je puno faktora, koje sam nabrojila ranije, koji djeluju istodobno i moraju biti kontrolirani, a to jedna osoba sama na sebi nije u stanju kontrolirati. Sasvim sigurno je, da bi nešto ili više toga istovremeno, bilo krivo.

Vježbe Pilatesa se mogu podijeliti u dvije glavne skupine: one koja se izvode na strunjači i vježbe Pilatesa pomoću sprava za vježbanje. Vježbe na strunjači su najpopularnije, najjednostavnije i malo toga se može učiniti na štetnost organizma osobe koja ga izvodi. Vrlo često su uključene u vježbe rehabilitacijskih centara. Najvažniji dio je dobra strunjača, a pomoćni i priručni elementi su svakako poznate velike i male lopte, te elastične trake. Ti elementi se međutim ne preporučuju u početnoj fazi bavljenja metodom Pilates.

Nema mjesta do doma. To je deviza mnogih. Nije razlog da ne izaberete vježbe Pilates kao svoju vrstu fizičke aktivnosti, zato jer se mora pravilno naučiti. Preporučam da pogledate DVD, otiđete u studio, naučite osnove tehnike vježbanja Pilatesa i onda ih sa sigurnošću možete upražnjavati i kod kuće. Bez dodatnih troškova i velikog prostora. Ali, i bez opasnosti da se ozlijedite vježbajući.

Vježbe Pilatesa su i medicinski priznate, jer smanjuju mišićne ozljede, u liječenju sportskih ozljeda, ozljeda glave, kroničnih bolova kralježnice i osteoporoze.

9. Poglavlje

Prehrana

Prehrana je zajednički naziv za jednu cijelu nauku, čiji korijen ta riječ vuče iz latinskog - nutrire - u značenju - hraniti.

Pod time se u širem smislu podrazumijeva konzumacija anorganskih i neorganskih tvari u svrhu hranjenja svih živih bića. Pomoću tih hranjivih tvari, organizmi u prirodi su u stanju izgraditi, obnoviti i održati svoje energetske potrebe. To je jedan od uvijeta da se organizmi u biološkim i fiziološkim zakonima održe na životu.

Hranjivi sastojci mogu općenito biti u različitim formama: u čvrstom, tekućem, polučvrstom i plinskom obliku.

Sa prehranom stoje u uskoj vezi mnoge grane biologije i medicine, kao što su: anatomija (građa organa), fiziologija (unos, probava i metabolizam hranjivih tvari), ekskremencija, evolucija (razvoj i prilagodba sistema probave i prehrambenih tvari), patofiziologija (koja prati između ostaloga i poremećene funkcije organizma kao

150

uzrok ili posljedica nekih oboljenja ili samog unosa hrane, i kroz to nastala oboljenja), te u ljudskoj - humanoj prehrani homo sapiensa i sociološka komponenta - (utjecaj kulturoloških, demografskih i religioznih faktora).

Utjecaj konzumiranja hrane na čovjeka je vrlo bitan, i odlučujući u cjelokupnom čovjekovom sustavu, njegovu očuvanju zdravlja, integriteta, socijalne, umne i duševne sposobnosti.

Svakodnevno smo svjesni očaja onih ljudi, koji traže formulu za pravilnu prehranu. Sve ono što nas ne otruje kada to konzumiramo, truje nas kada se toga pokušavamo riješiti.

Nauka o prehrani, a to je nauka u punom smislu te riječi se zove
dijetetika.

Vegetarijanstvo

Vegetarijanstvo je jedna od vrlo rasprostranjenih načina prehrane u kojima osoba apstinira od konzumiranja bilo kakvog mesa i mesnih proizvoda. Nekada osoba može biti i radikalna u vegetarijanstvu, pa neće konzumirati niti posredne proizvode mesne industrije kao što je želatina. Njihov opis onoga što ne konzumiraju zna biti zapanjujuće jednostavan: ne jedu ništa što ima oči. No kao i mnoge druge stvari, tako je i vegetarijanstvo jednostavno samo na prvi pogled, jer ono je više od toga: to je filozofija življenja i luksuz.

Vegetarijanstvo je opisano još u dalekoj povijesti od grčke antike do rimskog pisca Ovidija koji je taj način životne filozofije ugradio u svoje povijesno djelo Metaformoze. U njemu citirajući Pitagoru, kaže da uvjet napretka humanizma leži u promjeni - metamorfozi, koja bi trebala promijeniti živa bića kako bi ona napredovala u svojoj humanosti. Vegetarijanstvo je u toj metamorfozi jedna od ključnih odluka, jer su životi čovjeka i životinje toliko povezani, da zapravo i ne postoji razlika između ubistva ljudskog bića i životinje.

(Ovid: Metamorphoses, Book XV, translated by A.D. Meeville, Oxford University Press, 1986).

Na vegetarijanstvo se obično prelazi iz vrlo različitih razloga. Neki su potaknuti etičkim razlozima i ljubavlju ili poštovanjem prema životinjama, dok su drugi potaknuti zdravstvenim , kulturnim, estetskim ili religijskim razlozima.
Na tome se baziraju i razne varijacije vegetarijanizma, koji može biti Ovo-vegetarijanizam (prehrana uključuje jaja, ali ne i mliječne proizvode), Lacto-vegetarijanizma (koji uključuje mliječne proizvode, ali ne jaja), Ovo-Lacto-vegetarijanizam
(koji uključuje konzumaciju jaja, mlijeka i mliječnih proizvoda i meda), Pescetarijanizam (uključuje konzumaciju ribe i ev. ostalih plodova mora), Pollotarijanizam (pod razumijeva konzumaciju pilećeg mesa i ev. druge peradi), Pollo-pesce-tarijanizam (

podrazumijeva konzumaciju ribe i peradi, odnosno samo "bijelog mesa") .

Makrobiotička prehrana se također ubraja u vrstu vegetarijanstva, jer uključuje pretežno konzumaciju punih žitarica i grahorica, ali može sadržavati i ribu. Princip te prehrane je također u težnji ka balansu ili ravnoteži između "pozitivne hrane" (Ying) i "negativne hrane" (Yang).

U suštini makrobiotička prehrana nije čisto vegetarijanstvo, jer opisuje konzumaciju mesa kao "Yang", koji bi se mogao izbalansirati tako da se konzumira sa šećerom koji je "Ying". No mislim da je to prilično osebujna kombinacija, koja nije za svačiji ukus. Ove podvrste vegetarijanstva se smatraju polu-vegetarijanstvom.

Veganizam isključuje ne samo sve meso i mesne prerađevine, nego i sve što je životinjskoga porijekla. To znači: mlijeko i mliječne proizvode, jaja, med, ali i proizvode koji su u svojoj obradi imali primjese životinjskog porijekla, (bijeli rafinirani šećer ili produkte sa želatinom). Kao vrlo rigorozne podvrste Veganizma poznati su i Veganizam sirove prehrane u kojem je dozvoljena hrana isključivo sirova, znači nekuhana,tj. nepreradena hrana, a uključuje nekuhano voće, povrće, sjemenke i orašasto voće. Ako se pojedino povrće kuha, dozvoljeno je kuhanje samo do određene temperature.

Frutarijanizam podrazumijeva konzumaciju isključivo voća. orašastog voća i sjemenki pod uvjetom da biljka ili stablo pri tome nisu bili oštećeni.

Vegetarijanstvo općenito gledano pogoduje zdravlju i općem dobrom stanju osobe koja ga upražnjava, što je obradila i najnovija naučna studija o vegetarijanstvu objavljena 30. Januara 2013 godine u časopisu American Society for Nutrition. To je ujedno i najobuhvatnija studija te vrste, jer obuhvaća period proučavanja vegetarijanaca i nevegetarijanaca u razdoblju od 20 godina. Studija pokazuje da osobe čija se prehrana bazira na vegetarijanstvu imaju preko 30% manje oboljenja srca i krvožilnog sustava.

(F.Crowe, P.Appelby, R.Trevis, F.Key: Risk of hospitalization or death from ischemic heart desease among British vegetarians and non-vegetarians.)2013

Isto tako je zapaženo da vegetarijanci imaju manji BMI (Body Mass Index), niži krvni pritisak, manje oboljenja dijabetesa tipa 2, metaboličkog sindroma i oboljenja bubrega. Dokazano je da konzumacija naročito crvenog mesa i mesnih prerađevina koje imaju saturirane masnoće, pogoduje razvitku raka ezofagusa, jetre, crijeva i pluća.

(A Prospective Study of Red and Processed Meat Intake in Relation to Cancer Risk,
PLoS Medicine, 21.04.2008)

Za i protiv vegetarijanstva, te zamke vegetarijanstva

Osim već opisanih prednosti Vegetarijanstva, ono smanjuje i mogućnost prijenosa brojnih oboljenja, koja se inače prenose sa životinja na ljude kod omnivora tj. osoba čija prehrana uključuje i meso.

Jedna od vrlo čestih i opasnih zaraza je ona Salmonelom. Računa se da je čak jedna trećina do jedne polovine ukupnog pilećeg mesa na američkom tržištu zaražena Salmonelom. Tako je zanimanje u industriji i preradi peradarstva postala jedna od najrizičnijih djelatnosti u mesnoj industriji.

(J.L.Hill: The Case for Vegetarianism, April 2009)

Na drugome mjestu po specifičnoj zaraženosti je govedina, za koju se računa da je u visokih 20% zaražena sa formama raka koji se pod jednim imenom zovu BLV (Bovine leukemia virus). Gornje spomenuta studija je pokazala da su BLV i HTLV-1 - prvi humani retrovirusi koji je povezani sa pojavom oboljenja raka. Naučna istraživanja su također pokazala da BIV (Bovine immundeficiency virus), koji je zapravo forma AIDS virusa kod krava, može i sposoban je zaraziti i ljudske stanice. To uključuje veliki broj različitih virusa koji se konzumacijom mesa mogu prenijeti na čovjeka, jer se oni ne mogu otkloniti preradom i kuhanjem mesa. Saznanja o mogućnosti zaraze čovjeka različitim virusima koji su posljedično uzročnici raka, dobivaju sve više na značenju i intenzivno se ispituju svuda u svijetu.

Vegetarijanci imaju manji unos B-vitamina hranom, pa mogu imati manjak vitamina B12, Omega-3 masnih kiselina ili esencijalnih masnih kiselina. Općenite potrebe organizma B-vitaminom mogu se pokriti iz biljnih izvora, a ev. manjak vitamina B12 se može uzeti kao nadomjestak.
Preporučene doze vitamina B12 su 0.4 mcg (za dojenčad) do 2.8 mcg (za odrasle).
U slučaju manjka u vitaminu B12 koji traje dulje

vremena a koji je dosta opažan kod vegetarijanaca, može doći do slabljenja kostiju.

Osam esencijalnih masnih kiselina koje su potrebne za pravilan rad organizma i koje organizam ne može sam proizvesti, što znači da se moraju unijeti u organizam, može se dobro pokriti konzumacijom Amarantha, Chia-sjemenki, heljde, Quinoa, smeđe riže i Hummusa). Osobe koje se prehranjuju veganskim načinom prehrane mogu međutim imati pomanjkanja nekih od Amino-kiselina kao npr. pomanjkanje DHA (docosahaxenoične kiseline), koja je sadržana u morskim travama. Morska trava ili alge međutim nisu podesne za stalnu konzumaciju zbog visoke sadržine jodina. Danas u prodaji već postoje neki nadomjesci za tu Amino-kiselinu. Određene vrste algi kao što je spirulina su dobri izvori Amino-kiselina.

Vegetarijanci ne moraju nužno biti mršavi, zato jer ne jedu meso i mesne prerađevine. Tim više, oni moraju paziti da se ne hrane krivo.

Trebaju pripaziti da ne konzumiraju sireve, punomasno mlijeko, sladolede, fritirane krumpire(pommes frittes), i chips - proizvode. Isti su naime izvori zasićenih kiselina, koje su štetne po organizam. To su prave zamke ili Junk food u vegetarijanskoj prehrani.

10. P o g l a v l j e

Dijetetika

Riječ dijetetika vuče svoj korijen iz grčkog jezika i dolazi od riječi diaita - što znači - način življenja. Pojam je nastao kao zajednički pojam za sve one mjere koje su poticale zdravu prehranu za zdravi organizam. Danas se je naravno pojam dijetetike u svojoj namjeni dijametralno izmijenio. Današnja definicija dijetetike bi označavala savjetovanje u liječenju bolesnika u smislu jednog načina prehrane koji bi doveo do ozdravljenja ili bi predstavljao terapiju protiv pojedinih oboljenja.

Da li uočavate dramatiku i jednu od tragedija današnjice?

Napisane su tisuće raznih dijeta, i ljudi ih "gutaju", jer žele kvalitetniju ishranu. Svjesni su opasnosti koje vrebaju na njih u prehrani i žele naći pouzdanu i zdravu prehranu, koja će im omogućiti da održavaju svoje tijelo na pravilan način odnosno žele se pravilno hraniti. Jako malo ljudi zna što je to pravilna prehrana, iako je mnogo onih, koji misle da to znaju. Neki od nas su i svjesni da to ne znaju, vidjevši dokaze nepravilne prehrane na samima sebi. I jedni i drugi lutaju od jedne do druge dijete, brojeći kalorije, nalijevajući se dnevno vodom, ne jedući nikakve ugljikohidrate, puneći svoj organizam skrivenim i krivim masnoćama koje se redovito kriju u gotovim "dijetetskim" jelima koja imaju malo ili nimalo ugljikohidrata, slijede dijete poput onih koje su stvorene i podešene potrebama osoba od dijabetesa, a koje slijede glikemički index (GI) ili pak konzumiraju krive masnoće i proteine, bez obzira i kontrole, dovodeći tako svoj život u pitanje.

Oni koji saznaju, kako se pravilno hraniti, nemilo su začuđeni, kada vide, da se pravilnom prehranom ne postiže sve u potpunosti: ako se informacije u nanosekundama putem naših misli prenose na druge stanice, remeti se protok bioenergije u organizmu i bolest nastupa na onom dijelu organizma koji je u pojedinca " slaba točka". Vegetarijanci, osobe koje ne jedu meso, također obolijevaju od raka ili moždanog udara. Zato, jer negativne emocije kao stres bilo koje vrste, strah, ljutnja ili trauma, stvaraju toksine u tijelu koji tako oslabe imuni sistem, da bolest prevlada.

Ne želim ovdje ulaziti u povijest dijetetike, ali značajno je napomenuti da je još **Hypokrates** (460 - 370 g.pr.n.e.) pisao preporuke za razne vrste dijeta i terapija te "prikladno rukovanje hranom i pićem".
Od njega do danas, dijetetika je prošla kroz mnoge promjene i utjecaje crkve, teologa, filozofa i naučenjaka.

Danas se nedvojbeno zna, da jelo i piće treba biti u balansu iliti ravnoteži sa fizičkim, misaonim, duševnim i socijalnim potrebama i sposobnostima čovjeka.

Prirodni nadomjesci i nadopuna u prehrani

Ljudski organizam se snabdijeva sa sastojcima kao što su vitamini, minerali i enzimi te esencijalne aminokiseline preko hrane, a neke organizam sintetizira sam. Bez tih sastojaka, ne može funkcionirati. Svakako da prehrana, okolina ali i životna dob utiču na opskrbu organizma sa potrebnim sastojcima, koji u vrlo određenim količinama supstanci i u vrlo harmoničnim procesima najsavršenijeg biokemijskog laboratorija na Planetu - našeg organizma, zadovoljavaju sve potrebe ljudskog bića da bi mogao besprijekorno funkcionirati. Tako dugo, dok sve funkcionira, skloni smo to niti ne zapaziti i jedva da smo toga svjesni. Kada nešto zapne, onda nam odmah upadne u oči razlika između "prije" i "sada" i sve druge želje najednom nestaju. Indijska poslovica kaže: "Kada je čovjek zdrav ima tisuću želja, kada je bolestan, ima samo jednu."

Ako čovjek ima prednost i sreću da je sistemski zdrava osoba, a to znači, da nema nekih ozbiljnih oboljenja, onda se mora truditi da to stanje i zadrži. Nakon 50. godine starosti organizam nije više tako agilan da proizvodi određene supstance koje su potrebne za besprijekorno funkcioniranje. Međutim, što je najvažnije, organizam isto tako nije u stanju niti preuzeti iz hrane dovoljno tih supstanci. Tako dolazi do manjka ili vitamina ili minerala, esencijalnih aminokiselina i enzima u ljudskom organizmu. Zavisno od toga o kojem manjku se radi, dolazi do manjih ili kroz duže vrijeme i većih poremećaja u radu ljudskog organizma.

Međutim, u moru ponude, koja se danas nudi na tržištu, teško se je odlučiti što uzimati. Osim toga u Evropi nije moguće nabaviti neke pripravke, pa su ljudi prilično prepušteni sami sebi. Postoje liječnici, chiropraktičari, kineziolozi itd. koji imaju znanje i volju da pomognu ljudima, posebno tamo, gdje konvencionalna medicina to ne može. No međutim, njih ima još uvijek premalo. Pozitivno je, da je Holistička medicina, koja ujedinjuje sva ta znanja i bavi se cjelokupnim ljudskim bićem, u usponu.

Kada donesete odluku koje preparate ćete uzimati, treba imati nekoliko činjenica na umu. Kao i kod lijekova farmaceutskih industrija koji se primjenjuju i prepisuju u konvencionalnoj medicini, tako i pripravci prirodnih nadomjestaka u prehrani, mogu pri konzumaciji imati nuspojave koje variraju od osobe do osobe. To mogu biti iritacije kože, glavobolje, mučnina, umor, iritabilnost ili osjetljivost prema svjetlu. Isto tako, organizam osobe koja konzumira prirodne nadomjestke prehrani, bez obzira o kojoj grupi pripravaka se radi, mora biti u stanju primiti i preraditi te enzime, vitamine ili minerale. A to znači da se ti pripravci ne trebaju konzumirati nasumce i u nekontroliranim količinama ili kombinacijama. Dobar primjer su preparati koji u sebi uključuju " 10 minerala i 10 vitamina ". Za taj preparat se odlučuje mnogo ljudi, jer vjeruju da su se opskrbili sa potrebnim nadomjescima i da više o tome ne trebaju voditi računa. Konačno, to je ono što se kod tih pripravaka sa strane proizvođača i nudi: jedna tableta, praktično je i sadrži sve što je potrebno. Međutim, ljudski organizam nije u stanju sintetizirati, to znači preraditi i pohraniti sve te minerale i enzime koji su sadržani u jednoj tableti. Ako osoba nema nikakve nuspojave na te pripravke, koje su i onako vrlo rijetke, ne znači da je pripravak imao učinak. Osobe koje su trudne kao i mala djeca, ne bi trebali uzimati nikakve pripravke iz vrlo jednostavnog razloga: normalna raznolika prehrana je dovoljna za obje skupine da bi se sintetizirali potrebni sastojci. Saznanje da osoba koja je trudna nije za vrijeme trudnoće konzumirala nikakve tablete bez obzira o čemu se radi, posebno ne bez kontrole svoga ginekologa, pomaže u vjeri u sretan ishod trudnoće.

Nadalje, svaka osoba koja uzima neki lijek, treba preispitati kod svojeg liječnika ili ljekarnika da li se uzimanje dodataka prehrani istovremeno ne podudara sa lijekom koji uzimaju. Na primjer lijekovi koji se uzimaju za snižavanje vrijednosti kolesterola - statini, kao i lijekovi koji se uzimaju za snižavanje šećera u krvi, smanjuju djelovanje nadomjeska Q10 o kojem možete pročitati u daljnjem tekstu. Ako se uzimaju lijekovi koji razrjeđuju krv, odnosno ne dopuštaju da se krv brzo zgrušava - Cumarin, Coumadin, Warfarin, istovremena konzumacija nadomjeska Q10 će umanjiti djelovanje tih lijekova.

Na svjetskome tržištu je ponuda različitih prirodnih nadomjestaka prehrani, ogromna. Nudi se sve i svašta, pa je pitanje kako izabrati ona sredstva koja su vam potrebna, a koja će bit djelotvorna. Prvo trebate uzeti u obzir slabije strane vašeg organizma, kojima je potrebna potpora. Zatim trebate uzeti u obzir svoju starosnu dob. Kao što sam već spomenula, iza 50. godine života, ne proizvodimo u tijelu enzime koji bi bili dostatni za normalnu probavu. Ili nam receptori za te enzime ne funkcioniraju. Zato treba razmisliti, što je za vas najprikladnije. Sljedeće stranice bi vam u tome trebale pomoći. Kada se odlučite za određenu grupu nadomjestaka kako bi potpomogli svoj organizam i njegove funkcije, onda dolazi pitanje što izabrati u tome moru proizvoda. Orijentirajte se prema proizvodima koji su već jako dugo na tržištu, jer su njihova djelovanja poznata i proizvodnja je standardizirana. Djelovanje istih supstanci odnosno nadomjestaka može biti različito kod različitih proizvođača. Ako vam odgovara jedan proizvod, ostanite kod njega, radeći između konzumacije nadomjestaka po koji tjedan pauze i nemojte taj proizvod mijenjati za isti proizvod drugog proizvođača, jer proizvodnje nisu standardizirane. Ispitivanja prirodnih nadomjestaka u prehrani i funkciji organizma, se sprovode, ali ne po istim standardima kao i medicinski lijekovi. Njihova ispitivanja su usredotočena na glavno pitanje - da li i koliko organizam može resorbirati, to znači prihvatiti i preraditi dotični nadomjestak u probavnome traktu čovjeka i da li su te forme nadomjestaka stabilne kada dođu u probavni trakt. Ako je, na primjer zakiselenje želuca osobe preveliko, enzimi koji se uzimaju oralno mogu biti uništeni tom prevelikom zakiseljenošću, pa su razgrađeni prije nego što mogu razviti djelovanje. Primjer za to je enzim - lipaza. To se može izbjeći na način da se u izabiranju nadomjestaka daje prednost onim nadomjescima koji imaju posebno prekrivene enzimske kapsule.

Dobro je uzimati preparate prirodnih enzima koji već stoje u određenoj kombinaciji, jer je na taj način osigurana široka interakcija enzima koji djeluju u sinergizmu, što znači da upotpunjuju jedan drugog u djelovanju.

Vitamini kao prirodni nadomjesci

O vitaminima se zna da se dobivaju pravilnom i raznolikom prehranom. Ako se želi znati koja hrana sadrži koje vitamine, na tržištu postoji zaista bogat izbor literature.

No međutim ako se želi znati što je toliko važno da se ne smije prepustiti slučajnosti, a to znači da ne možemo samo vjerovati da smo zadovoljili potrebe tim vitaminima kroz prehranu, onda je bitno da pročitate sljedeće redove.

Pojedine vitamine je neophodno uzimati kao nadomjeske, a neke je bolje uzimati putem prehrane. Određenu ulogu igra i posebnost svakog pojedinca koja se pokazuje stalno , svugdje i u svim situacijama, jer smo svi različiti. Različitost između ljudi se u ovome kontekstu može pokazati na različitoj apsorpciji hranjivih sastojaka iz hrane ili nadomjestaka. Pomno promatrajte i ispitujte svoj organizam i sigurno ćete vremenom uspjeti uskladiti svoje potrebe.

Govoriti ću o vitaminima koji su naročito važni i čije nezapaženo pomanjkanje na dulje vrijeme izaziva štetne posljedice, koje je teško ispraviti, ako se puste neopažene.

D Vitamin

D vitamin je jedini vitamin koji čovječje tijelo proizvodi samo, a katalizator je sunce. Nalazi se u hrani u nešto ograničenim količinama i izboru. To su neke vrste riba, kao što su skuša, sardine i tuna, a često se nalazi i u nekim namirnicama kao što su jaja ili mlijeko i sokovi pod naznakom na proizvodima, da su te namirnice obogaćene D vitaminom. Daleko najveći izvor D vitamina je putem izlaganja kože suncu. Dokazano je međutim da je resorpcija D vitamina smanjena kod osoba iznad 50 godina, a kod nekih je znatno smanjena. Najsigurnije je da D vitamin uzimate dnevno putem nadomjestaka i to najbolje iza obroka, može i na večer. Doze se kreću od 400 IU do 4,000 IU dnevno. Pomanjkanje D vitamina koje se ne opazi i djeluje duže vremena, rezultira u poroznosti kostiju i najviše je opasno za žene, jer uz prirodno pomanjkanje hormona u menopauzi dovodi do osteoporoze.

Međutim i osobe koje boluju od nekih autoimunih bolesti u okviru istih mogu pokazati pomanjkanje D vitamina. Zna se da D vitamin pozitivno djeluje na funkciju imunoga sistema, rad pluća, a u povijesti je bio priznato sredstvo za liječenje tuberkuloze, jer se ustanovilo da su nedovoljne razine D vitamina jedan od faktora koji pogoduju nastanak tuberkuloze. Najnovija ispitivanja su dokazivala utjecaj i korelaciju između D vitamina i HIV infekcije. Isto tako se vrše intenzivna ispitivanja kod raznih vrsta malignih oboljenja koja bi u podlozi mogla imati utjecaj razina D vitamina. Kod viralne infekcije oralna doza D vitamina je 800 IU tokom dvije godine, a zatim 2,000 IU D vitamina dnevno u trajanju od 12 mjeseci.

Klinički naučni rad Univerziteta u Berlinu je 2012 godine pokazao da je D vitamin pozitivno primjenljiv u tretmanima multiple skleroze.

(Dörr J.,Ohiriaun S., Skarabis H., Paul F.: "Eficiacy of Vitamin D Supplementation in multiple sclerosis.", 2012)

Osim toga D vitamin u organizmu djeluje i u regulaciji nekih minerala kao što su fosfor i kalcij.

Isto tako D vitamin se primjenjuje kod osoba koje imaju sklonosti razvitku dijabetesa tipa 2 ili ga već imaju i to u obliku tableta u dozi od 400 - 5714 IU dnevno, sa ili bez dodatka Kalcija u trajanju od dva mjeseca do sedam godina. One osobe, međutim, koje već boluju od dijabetesa ne smiju uzimati D vitamin bez liječničke kontrole.

Razina D vitamina se može kontrolirati laboratorijskim nalazom 25-hydroxyvitamina D. Laboratoriji u USA prikazuju vrijednosti u mjernim jedinicama ng/mL, a ostale zemlje imaju u upotrebi mjerne jedinice nmol/L.
Vrijednosti od 20 ng/mL (50 nmol/L) se smatraju normalnima, a one koje su iznad 50 ng/mL (125 nmoL/L) su zabrinjavajuće.

C vitamin

C vitamin je askorbinska kiselina i jedan je od esencijalnih vitamina u ljudskom organizmu. Pomaže tijelu u apsorpciji željeza. Tijelo ga samo ne proizvodi , pa je njegov unos hranom ili nadomjescima od vitalnoga značaja za ljude. Dovoljan je unos jedne naranče ili agruma dnevno, jedne velika paprike ili brokolice. Sve ostalo je suvišno, pa se izlučuje urinom, jer se C vitamin ne može pohraniti u organizmu. Normalne dnevne granice unosa C vitamina za odraslu osobu se kreću između 65 i 90 mg a najgornja granica je 2,000 mg/dnevno. U zimskim mjesecima kad je opasnost od viralne zaraze veća, se smatra da je unos od 1,000 mg/dnevno preporučljiv.

B vitamin

B vitamin uključuje u sebi cijelu skupinu vitamina, pa se kao nadomjestak obično uzimaju preparati B-komplex vitamina. Međutim ja ću se ograničiti na tri predstavnika te skupine:
Folati (vitamin B9), Vitamin B6 i Vitamin B12

Folati - Vitamin B9

Folna kiselina, kako je stručni naziv za vitamin B6, se nalazi u voću, povrću, grahu, i žitaricama za doručak. Ako se uzimaju nadomjesci, što se preporuča naročito djeci te osobama koje prekomjerno i stalno uživaju alkohol, onda je dnevna doza unosa oko 600 mikrograma dnevno. To je važno zato što alkohol sprečava uredan metabolizam folne kiseline, tako da inaktivira folate u tijelu. Naročito kod žena, to može dovesti do karcinoma dojke, što je dokazano nedavnim naučnim radovima u Švedskoj. Isto tako se smatra da folati utječu na sprečavanje raka debelog crijeva. ovo posljednje je još uvijek predmet intenzivnog ispitivanja učenjaka širom svijeta: stanice raka, su zapravo stanice našeg vlastitog tijela koje su počele nekontrolirano bujati i razmnožavati se, a studije su pokazale da te stanice za svoj rast trebaju folate. Prema tome, ako imate rak ili pretkancerozno stanje pomno odlučite sa svojim liječnikom da li ćete uzimati nadomjeske vitamina.

(Sanjoaquin MA, Allen N, Couto E, Roddam AW, Key TJ: "Folate intake and colorectal cancer risk: a meta-analytical approach", 1997)

Vitamin B6

Unos ovoga vitamina B skupine kojem je stručni naziv Pyridoxine, se preporuča u granicama između 1.3 i 1.7 miligrama dnevno. Vrlo velike doze se trebaju izbjegavati , jer dovode do oštećenja živaca. Krajnja gornja doza je 100 miligrama dnevno. Takva doza se može u organizam unijeti samo putem tableta odnosno nadomjestaka. A zadovoljavajuće doze se kod svih skupina B vitamina i tako najbolje postižu unosom hrane, jer se vitamini B skupine općenito ne resorbiraju optimalno putem nadomjestaka. Izvori hrane Vitamina B6 su: grah, riba, piletina, zeleno povrće, papaya i naranče, da nabrojim samo neke najvažnije. Vitamin B6 snažno sudjeluje u sintezi proteina i još je uvijek predmetom intenzivnih proučavanja o njegovom utjecaju na smanjenja srčanih oboljenja.

Vitamin B12

Zove se još stručnim imenom i Cobalamin. Preporuča se u dnevnoj dozi od 2.4 mikrograma, a gornje granice nema. Prirodno se nalazi u hrani životinjskoga porijekla kao što je riba, perad, meso, jaja i mliječni proizvodi. Iako skoro svi ljudi imaju sigurno dovoljan pa čak i prekomjeran unos nabrojene hrane, ako se izuzmu vegetarijanci ili vegani, svejedno je poznat manjak vitamina B12, a to je zbog toga, jer se kod nekih osoba ne može u organizmu resorbirati.

Usprkos provjerenim nadomjescima vitamina B skupine, oni se bolje kumuliraju u organizmu, ako dolaze putem prehrane, nego ako ih se uzima putem nadomjestaka.

Minerali kao nadomjesci

Premda ih ima mnoštvo, spomenuti ću one koji su najvažniji za balans ljudskog organizma.

Kalcij

Kalcij je zajedno sa D vitaminom jedan od glavnih faktora u sprečavanju osteoporoze i općenito u normalnoj građi i funkciji kostiju čovječjeg organizma. Iako se smatra da su nenadomjestivi izvor kalcija mlijeko i mliječni proizvodi to baš i nije tako, što je umirujuće za one ljudi koji ne smiju ili ne žele konzumirati mlijeko i mliječne proizvode.

Dnevna potreba kalcija je za odrasle 1,000 mg/dnevno a za žene iznad 50 godina starosti 1,200 mh/dnevno.

Dobar izvor kalcija je zeleno povrće: kelj, špinat prokulica, bamije, mandule i sjemenke bundeve.
Za primjer: 3/4 šalice raštike ili blitve ima količinu kalcija koliko i 1 čaša mlijeka.

Cink

Poznat kao mineral koji oštri pažnju i memoriju, ubrzava zarastanje rana poslije ozljeda a isto tako jača i imuni sistem. Međutim, jedan od vrlo važnih djelovanja cinka u ljudskom organizmu je da djeluje kao antioksidant. Slobodni radikali koji se kreću po organizmu imaju u svojoj kemijskoj strukturi jedan elektron koji im nedostaje. Zato lutaju po organizmu stalno nastojeći da nadoknade taj jedan elektron. Pokušavaju ga ukrasti od stanica pa i od DNA. Ako , ili bolje rečeno, kada u tome uspiju, taj proces se zove oksidacija. Oksidacija, koja je normalni prirodni proces koji dovodi do starenja stanica i do njihovog odumiranja. Razne supstance, kao i mineral cink, su antioksidanti, zato jer sprečavaju taj proces oksidacije, tako što daju slobodnim radikalima taj jedan elektron koji im nedostaje i koji oni pokušavaju uhvatiti i na taj način ih zapravo deaktiviraju i zaustavljaju daljnji proces oksidacije. Slobodni radikal više ne teži ka tome da uzme elektron jednoj tjelesnoj stanici i tako potakne proces oksidacije.

U hrani se nalazi u crvenome mesu - govedini, janjetini, jetri, kao i jastogu i u kamenicama. U grupi hrane biljnog podrijetla se nalazi u grahu, mandulama, orasima, sezamu, maku, celeru i gorčici.

Preporučena doza cinka je do 50 mg/ dnevno.
Nedostatak cinka, obično nastaje zbog nedostatka u prehrani, ali može nastati i zbog nemogućnosti da se resorbira. To je naročito slučaj kod bolesti jetre i bubrega, dijabetesa i još nekih kroničnih oboljenja. Otkrilo se da neke žitarice za doručak kao što su cereal bran sadrže cink-chelator-phytate, koji dopridonose umanjenoj apsorpciji cinka.

(Prasad, A.S.: " Zinc deficiency", British Medical Journal, 2003)

Magnezij

U svakodnevnoj potrebi čovjeka, prednost magnezija se očituje u povećanome pamćenju osobe. Međutim treba reći da je magnezij odgovoran za mnoge vrlo važne tjelesne procese i da je sastavni dio ljudskog organizma: 60% magnezija sadržano je u koštanoj supstanci čovjeka, a 39% se nalazi u stanicama i stoji u korelaciji sa staničnim kalijem.

U hrani se nalazi u zelenome povrću jer ono sadrži klorofil. Osim toga, izvori magnezija su i začini i začinsko bilje, orašasti plodovi, kava, kakao i čaj. Usprkos tome izbor magnezija na tržištu u obliku nadomjestaka je ogroman, Ipak predoziranje skoro da i nije moguće , jer se višak magnezija iz tijela odmah izlučuje putem bubrega.
Nije naodmet napomenuti da je dobro funkcioniranje bubrega bitno u opskrbi sa prirodnim sastojcima u obliku nadomjestaka.
Nadomjestak magnezija je jednostavno uzimati, jer obično dolazi u obliku šumećih tableta. Normalne vrijednosti magnezija u serumu se kreću između 0.7-1.0 mmol/L tj. 1.8-2.4 mEq/L.

Važno je znati da visoka kao i vrlo niska prehrana bjelančevinama inhibira odnosno sprečava apsorpciju magnezija u organizmu.

Rezultati naučnih istraživanja , točnije meta-analiza su pokazali, da manjak magnezija, ili nemogućnost organizma da ga sintetizira može biti odgovorna i za teže oblike depresije. Osim toga, dokazano je da dnevno uzimanje magnezija sprečava povećani krvni pritisak. Preniske razine magnezija u serumu su povezane sa bolesnim stanjima kao što su metabolički sindrom i dijabetes tip 2. Vrlo važna uloga magnezija je i smanjivanje vaskularne kalcifikacije, koja je prisutna kod osoba sa bubrežnim problemima. Magnezij je naime prirodni antagonist kalcija, pa se suplementacija magnezijem uspješno primjenjuje da bi se spriječilo napredovanje arterioskleroze a i primjenjuje se i kod pacijenata koji su na dijalizi.

Vrijednosti dnevnog unosa magnezija u obliku prirodnog nadomjeska je između 50 i 150 mg.

Selenijum

Elementarno gledano, selen je rijetki metal, čije su soli u velikoj količini otrovne, ali sadržaj selena u organizmu je bitan za biokemijske procese. Selen se dobiva kao nusprodukt kod proizvodnje sumpora i bakra u rafinerijama bakra i to u procesu prečišćavanja bakra. Otkriven je u Švedskoj 1817 godine.
Kod ljudi je selen komponenta koja se u organizmu nalazi u tragovima, ali je vrlo važan u procesima antioksidacije, tj. borbe protiv slobodnih radikala, kao što sam opisala prethodno. Isto tako, ne manje važno je da selen sudjeluje u funkciji štitnjače, tako da dozvoljava pravilno oslobađanje hormona štitne žlijezde putem rijetke Amino-kiseline *selenocysteina*. Selen može umanjiti oboljenje Hashimoto-syndrom, kod kojeg su vlastite stanice štitne žlijezde napadnute sa strane organizma, kao da su uljezi i tijelu, što znači da se radi o autoimunoj bolesti. Kontrolirani unos selena u obliku prirodnog nadomjeska u količini od 0.2 mg dovodi do redukcije antitijela koja su odgovorna za Hashimoto-syndrom. Važan je i molekularni mehanizam u

trovanjima živom. Najnovija istraživanja su pokazala da trovanje živom dovodi do ireverzibilne, to znači nepovratne inhibicije selenocisteina koji ima zadaću da spriječi oksidativna oštećenja u mozgu i endokrinome tkivu.

Prirodni izvor selena su orašasti plodovi, meso, gljive, riba (tuna), rakovi i jaja.
Vjeruje se da je razina selena u ljudskome organizmu između 13-20 mg.

Coenzyme Q 10

Coenzym Q10 je supstanca slična vitaminima stručnog naziva Ubiquinone. Odgovoran je u mitohondrijima stanica za transport elektrona i stvaranje energije u ljudskome organizmu. 95% tjelesne energije se stvara putem Coenzyma Q10. Prema tome, organi koji su najveći potrošači energije kao što su srce, jetra i bubrezi imaju i najveću koncentraciju Coenzyma Q10. Gledano sa stanovišta nauke, Q10 je otkriven prilično nedavno. 1957 godine na univerzitetu u Wisconsinu, USA otkrio ga je Prof F.Crane, ali je tek 4 godine kasnije Peter Michell predstavio pravu ulogu CoQ10, za što je 1978 godine dobio Nobelovu nagradu.

Do manjka CoQ10 u ljudskom organizmu dolazi u glavnom zbog dva razloga: ograničene biosinteze ili povećane potrošnje organizma. Biosinteza može postati ograničena zbog genetske mutacije, mutacije mitohondrija, a vrlo je kontroverzna i konzumacija statina (lijekovi koji se prepisuju kod povišenih vrijednosti kolesterola). CoQ01 slijedi isti put biosinteze kao i kolesterol. Zato je zabilježeno da se CoQ10 inhibira kod osoba koje uzimaju lijekove kao što su neki beta blokatori i statini. Statini mogu smanjiti razine CoQ10 u serumu i za 40%. Neke kronične bolesti kao što su rak ili bolesti srca, poremećuju bioesintezu i povećavaju potrošnju CoQ10 u organizmu. To je za sada još uvijek predmet intenzivnih naučnih ispitivanja.

Svakako je dokazano da uzimanje CoQ10 kao nadomjestak, poboljšava funkciju srca i krvožilnih organa, smanjuje povišeni krvni pritisak, djeluje kao antioksidant, smanjuje oštećenja od zračenja (dokazano u pokusima), smanjuje napredak Parkinsonove bolesti, sprečava napade migrena itd.
Dnevna doza CoQ10 u obliku nadomjeska je 50-200 mg.

Prirodni izvor CoQ10 je svakako riba i meso, a za njima od povrća slijede prokulica i karfiol. Sve voće posjeduje CoQ10 samo neznatno, sa izuzetkom avokada koji ima relativno visok sadržaj CoQ10. Na taj je način izračunat prosječni unos CoQ10 putem prirodne prehrane, koja dolazi uglavnom konzumacijom mesa i ribe, na 3-6 mg dnevno.

Značajno je napomenuti da se kuhanjem u dubokom ulju, znači fritiranjem gubi oko 30% CoQ10 .

L Glutamin

Glutamine je neesencijalna Amino kiselina. U određenim zdravstvenim situacijama može potencijalno postati esencijalnom. To je slučaj kod teških gastrointestinalnih poremećaja, kao što su npr. Crohn-ova bolest, ulcerativni kolitis te intenzivno bavljenje atletikom.

Glutamine se intenzivno ispituje posljednjih petnaestak godina. Utvrđeno je da je dio mnogih važnih biokemijskih funkcija, ako što su sinteza proteina, izvor stanične energije (pored glukoze) itd.

Najveći potrošači glutamina u ljudskom organizmu su stanice crijeva, stanice bubrega te aktivne stanice imunog sistema.

Glutamin se primjenjuje kod terapije povreda, opeklina, popratnih pojava tumorskih oboljenja, ali isto tako kod svih sportova koji se baziraju na povećanju mišićne mase. Naročito se preporučuje u slučajevima stresa, koji traje duže vrijeme. To se događa kada tijelo potroši više glutamina nego što ga mišići mogu proizvesti. Isti posljedični efekt se može vidjeti i kod oboljelih od AIDS-a. Da bi se ostvarilo zacjeljivanje rana poslije traumatskih povreda i održalo normalno funkcioniranje vitalnih organa, potreban je dušik. Jedna trećina toga dušika dolazi od glutamina. U tijelu se nalazi pohranjen u mišićnoj masi iz koje prelazi u krv, a jedinstven je po tome što je jedna od rijetkih Amino kiselina koje prelaze krvno-moždanu barijeru u mozgu i staničnu barijeru u crijevima. U hrani se nalazi u govedini, piletini, jajima, mlijeku i mliječnim proizvodima, pšenici, kupusu, grahu, špinatu i peršinu.

Glutamine regulira težinu, jer smanjuje glad, tako da snižava šećer u krvi, i pomaže da konzumirani šećer sagori tj. metabolizira bez da se pretvori u masnoće.

Omega - 3 masne kiseline

Omega-3 masne kiseline su neophodne za normalnu funkciju ljudskog organizma. Ubrajaju se u esencijalne masne kiseline, što znači da ih naš organizam ne može proizvesti, već se mogu steći samo unosom u organizam. Bilo da je to putem hrane ili putem nadomjestaka.

U prehrambenim proizvodima je sadržan u ribama (tuna i losos, sardina, skuša, haringa), morskim algama i maslinovom ulju te u flaxseed ulju, orasima, orahovom ulju te bućinome ulju.

Konzumacija toliko proklamirane ribe, je poželjna, ali u normalnim količinama i to tri puta nedjeljno. Ribe mogu sadržavati komponente koje su štetne po zdravlje, kao što su živa i dioksini. Preporuča se konzumacija prirodno ulovljene ribe u prirodi, a ne iz uzgoja.

U nadomjescima se može uzimati u obliku kapsula ribljeg ulja. U tome slučaju se preporučuje uzimanje kapsula koje ne sadrže više od 3 g dnevno omega-3 masnih kiselina. Svakako se ne preporučuje uzimati nadomjeske omega-3 masnih kiselina bez kontrole liječnika, naročito ako osoba ima poremećaje zgrušavanja krvi, uzima sredstva za prorjeđivanje krvi (Coumadin) ili Aspirin. Osobe koje boluju od dijabetesa, mogu uzimati omega-3 masne kiseline u obliku nadomjestaka samo uz dozvolu liječnika. Isto vrijedi i za osobe koje su na medikamentima za sni2avanje kolesterola (Liptor, Mevacor, Zocor).

Smatra se da omega-3 masne kiseline najsnažnije

pomažu kod svih srčanih bolesti i bolesti krvno-žilnoga sistema, povišenih vrijednosti kolesterola, visokog krvnog pritiska, dijabetesa, reumatoidnog artritisa, sistemskog lupusa erythematosus-a, osteoporoze, depresije, bipolarnog poremećaja, astme i upalnih bolesti crijeva, ali i raka crijeva, raka dojke, te raka prostate.

Enzimi

Enzimi su prirodni katalizatori organizma koji sudjeluju u biokemijskim procesima u tijelu, od probave do sinteze DNA, da nabrojim samo dvije od 4,000 biokemijskih reakcija koje enzimi kontroliraju. Drugim riječima enzimi su "pogonsko gorivo" putem kojih se sve energetske reakcije u organizmu odvijaju. Po sastavu su enzimi većinom proteini, sačinjeni od Amino-kiselina, koji ubrzavaju energetske reakcije i do milion puta. Lista reakcija koje enzimi kontroliraju bi naravno prešla po obimu, ali i po namjeni stranice ove knjige.

Enzimi se po svojoj namjeni katalitičkog djelovanja mogu podijeliti na dvije osnovne skupine:

1. probavni enzimi

2. metabolički enzimi

Važan izvor enzima je prehrana. Primjer djelovanja *probavnih enzima* je moguće pratiti od momenta kada stavite hranu u usta. Jer, probava započinje u ustima. Usta su prvi dio tijela u kojem počinje razgradnja konzumirane hrane putem probavnih enzima i to putem pljuvačke u kojoj je sadržan **Enzim Amylase.** Pomoću tog enzima počinje prva razgradnje ugljikohidrata. Idući dalje prema želucu, hrana tj. proteini u hrani koju ste konzumirali se razgrađuju odnosno cijepaju pomoću **Enzima Protease**.

Mlijeko i mliječni proizvodi se razgrađuju pomoću **Enzima Lactase** koji je odgovoran za probavljanje mliječnog šećera ili lactose koji je sadržan u svim mliječnim namirnicama.

Enzim Maltasa pretvara složene šećere iz žitarica u glukozu.

Enzim Sucrasa nastavlja razgradnju šećera.

Enzim Lipasa razgrađuje masti iz konzumirane hrane.

Enzim Cellulasa razgrađuje vlakna.

Enzim Phytasa općenito pomaže probavu, ali naročito na način da proizvodi vitamine B skupine.

Za razumijevanje procesa probave, treba napomenuti najčešću percepciju velike većine ljudi, da se glavni dio probave odigrava u želucu. Ta predodžba ne odgovara činjenicama. Čak 90% probavnih procesa se odvija u dvanaestopalačnome crijevu ili duodenumu, koje spaja želudac sa tankim crijevom. To je zapravo početak tankoga crijeva. Nakon konzumacije hrane želudac daje znak gušterači ili pankreasu da izluči probavne sokove u tanko crijevo tj. duodenum, kako bi počela probava hrane. Ako je zdravlje osobe zadovoljavajuće ili čak besprijekorno, pankreas izlučuje oko 1.5 litre probavnih sokova u jednome danu. Uvjerena sam da vam je jasno, zašto ne možete jesti cijeli dan razna jela u velikim ili čak u ogromnim količinama. Sada se hrana koja je već donekle razgrađena na putu od usta do želuca, konačno razgrađuje pomoću probavnih sokova koje pankreas izlučuje u tanko crijevo. Enzimi koje pankreas tj. gušterača izlučuje u tanko crijevo se u glavnom svode na 3 glavne skupine:

Amiolitički enzimi - razgrađuju ugljikohidrate
Proteolitički enzimi - razgrađuju bjelančevine
Lipolitički enzimi - razgrađuju masti

Ako pankreas iz bilo kojega razloga (neadekvatna prehrana u izboru i obimu, starosna dob, autoimune bolesti, oboljenja jetre, tumorske bolesti), nije u stanju izlučiti dovoljno probavnog soka u tanko crijevo za razgradnju hrane, onda dolazi do usporenog prolaza hrane kroz crijevo. Osim toga ta hrana nije dovoljno razgrađena, pa počinje bujanje bakterija u tankome crijevu. To dovodi do nadutosti, vjetrova, umora i konstipacije. Smatra se da takva stanja stoje u korelaciji sa oboljenjem Irritable Bowel Syndrom (IBS) ili sindromom iritirajućeg crijeva.

Ljudsko tijelo počinje sa smanjenom proizvodnjom i resorpcijom enzima već u dobi između 27 i 28 godine života. Sa 50 godina starosti, čovjek proizvodi ili resorbira samo 1/3 enzima od količine koju bi trebao primati i resorbirati. Veći dio enzima se uništava kuhanjem, a u industrijski prerađenoj hrani ih zbog procesa u proizvodnji, dodataka poboljšanju okusa ili strukture namirnice, niti nema. Samo ona hrana koja posjeduje enzime je bioenergetska hrana i može bitno utjecati na zdravlje čovjeka.

Zbog toga je mnogo pristalica tzv. sirove prehrane u kojoj osobe konzumiraju hranu isključivo u sirovom obliku. Osobno nisam pristalica ničeg radikalnog , pa tako niti prehrane kod koje se namirnice jedu samo sirove. Međutim, sigurno je da jedan određeni dio namirnica koje konzumirate dnevno, mora biti u sirovom obliku.

Normalnome čovjeku dobre fizičke kondicije i općeg dobrog stanja i zdravlja se preporuča potpomaganje probave probavnim enzimima.

Ako probavne enzime uzmete prije obroka, oni će djelovati na bolju i efikasniju probavu hrane. Ako taj isti enzimski nadomjesni preparat uzmete između obroka, znači nekoliko sati iza konzumirane hrane i nekoliko sati prije novog obroka, onda će taj enzimski preparat djelovati putem krvi, to znači sistemski, na rad organa.

Metabolički enzimi djeluju sistemski, a to znači da djeluju na funkcije organa, manipulaciju DNA, razmnožavanja stanica, rast stanica, sve do onih enzima čija je zadaća samo da proizvode stanične enzime. Enzimi se stvaraju od 20 različitih Amino-kiselina, koje su specifično poredane. Danas je nauka uspjela razjasniti funkciju DNA i njenih dijelova, ali ima još mnogo otvorenih pitanja. DNA ili dezoksiribonukleinska kiselina putem gena, daje stanici određeni model ili shemu po kojoj ta stanica treba stvoriti enzime. Enzimi koji su stvoreni, kruže u staničnoj cytoplasmi. Ako se umiješaju otrovi ili toxini i tumorske stanice, proizvodnja enzima je blokirana.

To se može dobro objasniti na primjeru antibiotika. Antibiotik je vrsta otrovne supstance čija se funkcija bazira na različitosti između enzima u stanici ljudskog tijela i enzima unutar jedne bakterije. Antibiotik djeluje tako, da uništava stanice bakterija, a stanice ljudskog tijela ostavlja neoštećene. Neki antibiotici djeluju tako da razaraju stanični zid bakterije (Penicillin), a neki tako da sprečavaju enzime u bakterijama da stvaraju nukleotide (sulfonamidi). Bez nukleotida se bakterija ne može razmnožavati.

Enzimi - u borbi protiv tumora

Enzimi, točnije smjese voća papaye su upotrebljavani još u vrlo davnoj prošlosti u liječenju tumorskih izraslina. Dokazi o tome su nađeni kod drevnog naroda Maya. Slični tragovi su nađeni i kod naroda Inka i Aztecka.

Da bi se shvatilo kakve veze mogu enzimi imati sa stanicama tumora, treba se prvo pojasniti da su tumorske stanice posvuda u našem tijelu i to do 10,000 dnevno. Kruže, tražeći mjesto gdje će se nesmetano moći razmnožavati. Imuni sistem čovjeka im to ne dopušta. Stanice tumora se diferencijalno razlikuju od normalnih stanica i nisu pod kontrolom ostalog dijela organizma čovjeka. Do problema dolazi kada osoba pada u emocionalni stres, ili je izložena zagađenju iz okoline, ima loše prehrambene navike, izložila se je zračenju itd., jer tada pada obrana imunog sistema. Tumorskih stanice su različitog podrijetla, pa imuni sistem posustane, jer se ne može braniti istovremeno protiv tolikih napada. To je moment u kojem tumorska stanica dobiva mogućnost da se pripoji na stanični zid normalne tjelesne stanice, bez da ju je imuni sistem uspio otkriti. Tumorska stanica, je vrlo agresivna i samodostatna. Da bi se zaštitila odmah počinje sa stvaranjem fibrinskog omotača, koji je i do 15 puta deblji od omotača normalne tjelesne stanice. Samo enzimi su u stanju uništiti strukturu tog fibrinskog omotača, koji biokemijski ima istu strukturu fibrinske bjelančevine kao i nakupine u žilama koje dovode do začepljenja žila. Imuni sistem osobe se i dalje uporno bori stvarajući antitijela na nove antigene i tako dolazi do gomilanja imunih komplexa u tkivima. Ti komplexi slabe imuni sistem osobe. Takvi, u tkivu vezani imuno-komplexi su nađeni kod osoba sa autoimunim bolestima, tumorskim bolestima i upalama. Primjena enzima uz normalnu i urednu prehranu, omogućuje da se vezani imuno- kompleksi iz tkiva oslobode i da makrofagi oslobode TNF - tumorski nekrotični faktor koji razara fibrinski omotač stanice tumora.

11. Poglavlje

Kada, kako i zašto baš tako jesti

Ne postoji jedna uniformna formula, što jesti, i kada, jer prehrana čovjeka je individualna stvar, koja se osim vlastitog ukusa i mogućnosti može uvrstiti jedino u grupacije ljudi koji boluju od neke bolesti (npr. dijabetesa), pa se zato hrane na određeni način ili u grupacije koje određuju pojedini metabolički tip osobe. O metaboličkom tipu osobe će ovisiti kakva može biti prehrana i kakva bi prehrana bila idealna za taj tip osobe. To je jedan od glavnih razloga zašto različite dijete ne mogu biti uspješne i nisu primjenjive na sve ljude: nije sve za svakoga.

Govoriti ću o tome **kada ne treba jesti,** i koji su **glavni metabolički tipovi ljudi**.

Obično tzv. pravila o prehrani govore o tome koju hranu tj. namirnice treba konzumirati, da bi prehrana bila uravnotežena, a time i optimalna. Sve moguće dijete većinom govore o tome, što treba jesti. Ja ću prvo početi sa onim što ne treba jesti, i kada ne treba jesti, jer mislim da je to puno važnije.

U prvome redu je potrebno znati, kako rade organi koji su od vitalne važnosti za probavu u vašem organizmu. Tek kada ste se uvjerili da vaši vitalni organi imaju vrijednosti testova u granicama normale, možete zaključiti da ako nemate nikakvih subjektivnih poteškoća, da vaši organi funkcioniraju normalno.

Metabolizam je po definiciji skup kemijskih reakcija u živome organizmu sa svrhom da se organizam može održati na životu, a to znači održati svoju strukturu, rasti, razmnožavati se i komunicirati sa okolinom. Kemijske reakcije u metaboličkim procesima organizma se odvijaju uz pomoć katalizatora ili **enzima** i u strukturi svojega procesa su kemijska izmjena i razmjena tvari.

Ako su provjerene vrijednosti vaših vitalnih organa u granicama normale, ili su neznatno odstupajući od normalnoga, a vi svejedno imate subjektivne teškoće u vidu dobivanja na težini, teškoća sa probavom nakon konzumiranja hrane, zatvorima ili proljevima, onda možete bolovati od **metaboličkog sindroma, možete imati pomanjkanje jednog ili više enzima, hormonalni disbalans** ili nešto radite krivo.

Metabolički tipovi ljudi

Premda se svaki pojedini čovjek razlikuje od drugoga, postoje ipak zajedničke osobine koje u jednom vrlo širokom obimu osebujnosti pojedinca tvore tri osnovne metaboličke skupine ljudi.

To je upravo točka, na kojoj veliki postotak dijeta ponuđenih na tržištu zakazuje. Ako i skinete kilograme, dobivate ih natrag. To se događa samo zato, jer se određena hrana jede, a druga ne, zavisno od pojedine dijete, a ne uzima se u obzir metabolički tip pojedinca i potrebe organizma pojedinog čovjeka.

Metabolički tipovi čovjeka, opisani su prvi u **Ayurvedi** i svakako su vrijedni spomena. Iako su vrlo opsežni, svatko može naći sebe u jednome od tri metabolička tipa, koji se u Auyrvedi zovu Dosha.

Kada krenete u ispitivanje u koji tip osobe bi se mogli svrstati, radite prvi korak u smjeru pravilne ishrane. Tip osobe neće biti određen samo fizičkim karakteristikama (oblik, građa, metabolizam tijela), nego i umnim i duševnim svojstvima. Dosha su zapravo obrambeni mehanizmi tijela u neprekidnom stanju balansiranja. U početku ćete biti zbunjeni, jer ćete u svakoj Doshi naći nešto o sebi, a istovremeno i mnoge karakteristike, koje nisu spojive sa vašom osobom. To je zato, jer se u svakome čovjeku nalaze sve tri Doshe. Karakteristike osobe se manifestiraju ne samo po tipu metabolizma i građe tijela, već i potrošnji energije i njenom balansu ili disbalansu. Svako oboljenje je posljedica disbalansa. Za pojedine Doshe su karakteristična i pojedina oboljenja, kojima osoba naginje. Pa ako ne možete sa sigurnošću reći kojem tipu osobe tj. kojoj Doshi pripadate po značajkama karakterističnim za tu Doshu, moći ćete to odrediti po bolestima. Uvijek je jedna Dosha odgovorna za oboljenje, jer prevladava njezino prenaglašeno djelovanje, ali u pozadini problema koji se pokazuje na organizmu, su zapravo sve tri Doshe u disbalansu. Kada je tijelo u stanju homeostaze (uravnoteženo stanje tijela, bez promjene), onda možemo reći da se osoba nalazi u stanju zdravlja. Doshe su u stanju homeostaze nečujne i neprimjetne, jer tijelo u hoemostazi samo sebe nadopunjuje, ispravlja procese i liječi. Ako se Dosha koja prevladava dođe u disbalans, dolazi do bolesti.

Tri Doshe su **Vata, Pitta i Kapha**.

Vata Dosha

Ako od nabrojenih karakteristika ove Doshe, 5 ili više karakteristika vrijedi za vas, onda je to tip i konstitucija tijela u koji spadate. Naročito su značajne karakteristike tjelesne građe.

* uža do gracilnija građa tijela

* manja težina i lakša koštana konstitucija, često mršavi ili pothranjeni

* suha i grublja koža, ev. tamnija zavisno od rase

* kosa smeđih nijansi do crne

* krupniji zubi, svijetle cakline, često neravni zbog manjka prostora, moguća protruzija gornje fronte i / ili overbite

* manje i tanje usne

* tamne oči

* brz govor i pokreti

* razvijena kreativnost i maštovitost

* slabo znojenje

* slab apetit, promjenljiv i neredovito hranjenje

* sklonost konstipaciji i česta napuhnutost, sklonost problemima sa radom crijeva

* sklonost zabrinutosti, strahovima, poremećajima nervnog sistema, lako ulaženje u depresije i stres

* vrlo izražen seksualni nagon ili gotovo nikakav seksualni nagon

* sklonost artritisu

* vole putovati

* ne vole hladnu vodu

* sklonost dehidraciji

Kada Vata prevlada i ne nalazi se u balansu, dolazi do poremećaja kao što je dehidriranost, artritis, poremećaj rada crijeva , jer dehidrirano tijelo ima veću potrebu za vodom, pa nema dovoljno vode koja bi omekšala feces u crijevu te dolazi do stvaranja plinova i zatvora ili konstipacije. Znakovi su i suha koža, sklonost gubitku kose, ili bijeli flekovi na noktima. Isto tako pojačano ili disbalansirano djelovanje Vate se odražava na umu, tako da osoba brzo i pojačano misli, visoko je stimulirana, misli joj lete i roje se u glavi, lako se stvaraju bojazan i strah jer je mašta pojačana te je osoba sklona da razvije depresiju, vrlo brzo i lako shvaća stvari događaje i pojmove oko sebe, ali ih i lako zaboravlja, jer dok jedno govori već joj je deset drugih stvari na pameti.

Kako i kada se hraniti ako ste Vata tip osobe ?
Kako svjesno pomoći da Vata ne izađe iz ravnoteže ?

º obavezno treba postići red i rutinu u svakodnevnici, a to znači disciplinu u rasporedu spavanja i hranjenja.

º dan počnite sa čašom mlake vode sa dvije do tri žlice netom iscjeđenog limunovog soka - to čisti jetru

º doručak nemojte nikada preskočiti, makar kakav bio. To znači da se može sastojati i od povrća iscijeđenog u dobrom sokovniku. Možete dodati i pola banane da ga zagustite, te meda.
Ispitajte prvo pažljivo na način da napravite ELYSA test za nepodnošljivost određenih vrsta hrane, da li

je za vas dobro da konzumirate mlijeko i mliječne proizvode. A što se žitarica tiče, budite umjereni i oprezni: za Vata- osobe nisu dobri kukuruz i neki škrobovi (krumpir).

Recepte možete naći u posljednjem poglavlju. Izbor recepata izlazi u posebnoj knjizi o BBB Dijeti u drugoj polovici 2013 godine.

- Vata - osobe trebaju jesti slatko (ne mora nužno biti šećer, posebno ne bijeli), kiselo i slano (ako im to stanje njihova organizma i nalazi koje su napravili dopuštaju)

- trebaju se utopliti i odijevati u ugodnu odjeću

- moraju paziti da im je organizam hidriran tj. da uzimaju kroz dan dovoljno tekućine u malim količinama

- Vata- osobe ne probavljaju dobro sirovu hranu, pa npr. povrće i salatu trebaju jesti isjeckanu na trakice u umjerenim porcijama

- grah, orašaste plodove i krumpir trebaju izbjegavati

- trebaju raditi dnevnu njegu kože

- nikako ne preskakivati obroke, ne jesti često, ali niti ne ogromne porcije

- trebaju izbjegavati laksative i sredstva za čišćenje crijeva

Riječ Vata doslovno prevedena znači - vjetar. Element Vata- osoba je zrak, pa i to pokazuje kako je Vata

Dosha vrlo nestabilna i lako ispada iz harmonije.

Pitta Dosha

Ako od nabrojenih karakteristika ove Doshe, 5 ili više karakteristika vrijedi za vas, onda je to tip i konstitucija tijela u koji spadate. Naročito su značajne karakteristike tjelesne građe.

* srednja građa tijela

* normalna građa kostiju i trupa

* prosječna do viša visina osobe

* srednja težina ili povećana , zavisno o tome da li osoba   ima koji metabolički problem

* nešto manji žućkasti zubi

* usta prosječne veličine

* zelene ili sivo-pepeljaste oči

* vrlo jasan artikuliran glas

* koža je često svjetlija i može imati pjege, obrazi su rumeni

* kosa je svjetlija, brinette, a osobe su često crvenokose

* vrlo su inteligentni

* imaju briljantan oštar um

* ambiciozni su

* imaju izvrsno pamćenje

* ljubomorni su

* skloni su znojenju

* imaju jak apetit

* vrlo su strastveni u sexu

* stolica im je mekše konzistencije / proljevi

* često imaju probleme sa dioptrijom i nose naočale

* ne vole vruću vodu

* vole luksuz

* ne vole nered, rado čiste sve oko sebe

Pitta- osobe imaju u centru zbivanja sve što je u vezi sa probavom. To znači da je kod njih stvaranje želučane kiseline ili žuči vrlo naglašeno. Kada Pitta prevlada i ne nalazi se u balansu kod probave dolazi do poremećaja kao što su refluxi, čir na želucu ili žučni kamenci. To se događa kada se zbog disbalansa probava uspori ili čak smanji. Hrana ostaje dulje u tankome crijevu nego što bi inače bila, pa se povećava broj bakterija. To dovodi do kiselosti. Da bi se to stanje prevladalo, tijelo uvodi samokorekturu i pojačava rad Pitta Dosha. Dolazi do još većeg lučenja želučane kiseline i ev. žuči. Ako utjecaj pojačanog djelovanja Pitta Doshe potraje, može doći do refluxa ili čira na želucu ili stvaranja žučnih kamenaca.

Međutim, to nije kraj. Kao posljedica pojačanog rada Pitta Dosha zbog lijenosti probave i nagomilavanja bakterija u tankome crijevu, dolazi do propusnosti crijevne stjenke i bakterije ulaze u krv. Time se otvara put svim vrstama upala u tijelu, koje mogu poprimiti najrazličitije oblike i lokacije. Sklonost upalama u organizmu je vrlo opasno stanje, ako se ponavlja, pa i onda ako je slabo izraženo, tako da osoba i nije svjesna da je upala u toku. Kao posljedica toga, osoba postaje vrlo razdražljiva, a pokazuju se i oboljenja kože, ako što su crvenila, urtikarije i ekcemi. Može doći i do izbijanja psorijaze, uz koju se pored toga povezuju i šokovi i stresni događaji. Mogući su visok krvni pritisak, glavobolje ili migrene te crvenilo oko očiju. U umnoj komponenti je izražena razdraženost osobe, vrlo visok stupanj kritičnosti prema okolini, borba za pozicije, rivalitet, pretjerivanje u radu, inzistiranje na vlastitim načelima i netolerancija. U disbalansu Pitta Doshe, osobe mogu često biti nesnosne za svoju okolinu. Vrlo su omniprezentni, svjesni, budni. Reklo bi se - skaču na svaku loptu.

Njihova probava u organizmu odnosno unutrašnja sekrecija je, što je ujedno i glavna značajka Pitta - osoba, pojačana oko podneva i ponoći u rasponu od dva sata prije i poslije toga. Zbog toga su Pitta- osobe vrlo aktivne i poznate kao „noćne sove", rado rade , uče, čitaju ili stvaraju u kasne noćne sate. Ta aktivnost Pitta Doshe u to vrijeme u organizmu je namijenjena probavi, čišćenju organa (npr. jetre), pa Pitta- osobe zapravo "kradu" tu energiju vlastitom organizmu. To može funkcionirati dobro vrlo dugo, sve dok se osoba ne dovede u stres ili bolest koje oslabe imuni sistem. Sistemom samoregulacije Pitta Dosha to pokušava regulirati na način da pojačava svoje djelovanje. U tome slučaju dolazi do disbalansa i osoba ulazi u bolest. Slabe točke Pitta - osoba su probavni organi - uglavnom želudac i jetra. Na drugome mjestu je bez sumnje opasnost od upala u organizmu. Ako upala potraje ili se ponavlja, dolazi do razvoja raka, što je naučno dokazano.

Pojačani rad Pitta Doshe oko 10 sati navečer dovodi do zakiselenja, zbog pojačanog lučenja želučane kiseline i žući, što dovodi do osjećaja nelagode, pa Pitta- osobe jako vole dva sata iza večere pojesti neki desert, odnosno nešto slatko. Slatko im umanjuje nelagodu.To može imati negativan utjecaj na težinu osobe. Pitta-osobe mogu imati prekomjernu težinu, koja se pokazuje na cijelome tijelu ako su hipofizni tip osobe ili samo vrlo izraženo povećanje težine u bokovima i bedrima ako su gonadotropni tip osobe. Ako osoba pokazuje znakove debljanja koji su naročito i prvo naznačeni u dijelu pojasa, onda se radi o metaboličkom sindromu, koji će biti posebno opisan u sljedećim poglavljima, jer je jedan od najvažnijih skupa faktora koji su odgovorni za nastanak debljine, zato jer osoba ne može prerađivati hranu kako treba, što neminovno vodi u nastanak dijabetesa tipa 2, koji ako se začarani krug ne prekine vodi u dijabetes tipa 1. Dalje, kao posljedica u tome začaranom krugu dolazi do poremećenih vrijednosti jetre, povišenih vrijednosti masnoća u krvi, povišenog krvnog pritiska, srčanog infarkta ili moždanog udara. Ako ste u neugodnoj situaciji, jer znadete da je to vaš problem, nemojte očajavati, nego se dajte na posao. To u svakodnevnom životu, znači da trebate imati plan. Ako imate plan, onda je vaš um zaposlen oko organizacije, kako ostvariti taj plan, pa nemate vremena da razmišljate o tome ili da budete nesretni. Ima puno gorih stvari od toga. A to znadete i sami.

Pitta- osobe su dobro organizirane, svjesne i odgovorne osobe. Te osobine kod njih nisu toliko izražene u mladosti, ali se pokazuju i značajno napreduju sa odrastanjem i godinama osobe.

Kako i kada se hraniti ako ste Pitta tip osobe ?
Kako svjesno pomoći da Pitta ne izađe iz ravnoteže ?

° za doručak moraju konzumirati nešto što je tvrđe konzistencije, npr. banana ili ribana jabuka te šalica kave ili čaja. Ili, možete pojesti komad tamnog domaće ispečenog kruha, ako smijete jesti kruh i žitarice. Tekućina se mora konzumirati ciljano: u ljetnim mjesecima kad je vrućina - više, a inače po vlastitoj potrebi.

° dnevni obroci se mogu rasporediti prema svakodnevnom životu osobe, ali se sa večerom treba biti gotov u osam sati navečer. Iza toga vremena, jednostavno zaključajte kuhinju. Nema grickanja, niti deserta oko 10 sati navečer.

° izbjegavajte razna ulja, izuzev maslinovog ulja. Ne upotrebljavajte ga za pečenje, jer u toj formi pravo maslinovo ulje šteti organizmu. Ako rado jedete jela iz Wok-a, ulijte malo vode u Wok nakon što ste ga dobro zagrijali i stavite povrće, a tek koju minutu nakon što ste povrće propirjali u vrelome Woku sa malo vode, koja će ubrzo ishlapiti, dodajte pravo maslinovo ulje. Ostala ulja izbjegavajte, jer ona pojačavaju negativno djelovanje Pitta Dosha, ako se ona nalazi izvan balansa. Možete konzumirati i ograničene količine svježeg bio maslaca ili još bolje - topljeno ohlađeno maslo ili Ghee.

º Sir, rajčice, chilli papričice, krastavci i kiki-riki nisu zabranjeni Pitta osobama, ali je dobro da ih se klonite, ili jedete vrlo rijetko. Ako niste „ u formi", pokušajte ne jesti spomenutu hranu.

º ne konzumirajte alkohol ili ga barem smanjite na minimum

º izbjegavajte crnu kavu ili je barem smanjite

º ne konzumirajte ocat niti mješavine octa

º ne jedite vrelu hranu

º hranu solite vrlo malo, a ako možete izbjegavajte sol

º ciljano i što češće jedite gorko: nealkoholne aperitive, Cynar, salatu sa crvenim radićem, kuhanu cikoriju i svježe artičoke kuhane na pari.

º redovno idite na spavanje nešto prije 10 sati na večer

Kapha Dosha

Ako od nabrojenih karakteristika ove Doshe, 5 ili više karakteristika vrijedi za vas, onda je to tip i konstitucija tijela u koji spadate. Naročito su značajne karakteristike tjelesne građe.

*   krupna tjelesna građa

*   teške kosti i krupan skelet

*   viši do vrlo visoki ljudi, znaju se doimati ogromni, zbog krupnog skeleta

*   većinom su prekomjerne težine i naginju debljini

*   vrlo su snažni i zdravi - tako dugo dok su zdravi

*   imaju snažne velike zube

*   pune usne i velika usta

*   obično su plavih očiju

*   imaju miran, monoton i pomalo dosadan glas, govore polako

*   imaju zadebljanu blijedu i masnu kožu

*   imaju pojačano znojenje

*   imaju dobro pamćenje

*   trebaju dubok i dug san

*   u glavnom predugo spavaju

*   lojalni su i pouzdani

* stolice su im obilne i mekane

* imaju dobar apetit

* obično su uspješni kao poslovni ljudi/žene

* jako su pasivni

* ne vole hladnoću

* vole dobru hranu i delikatese

* vole se zadržavati u krugu obitelji i predstavljaju „stup" obitelji

Kapha- osobe imaju pojačano stvaranje mukoze tj. sluzi, masti i masnih stanica, probava im je jako usporena i lijena, a cirkulacija vrlo slaba. Jako vole jesti i posežu za hranom i kada nisu gladni, jer ih to umiruje. Imaju tendenciju zadržavanja vode u tijelu, pa naginju edemima i nabuhlosti, a kao posljedica toga i povećanim prsima.

Ako se nalaze u disbalansu, njihovi simptomi se pojačavaju i mogu prijeći u bolest. Kapha- osobe imaju bujanje mukoze tj. sluzi, naravno svugdje u tijelu gdje se mukozne stanice nalaze. A to je počevši od glave i sinusa do cijelog probavnog trakta. Tako mogu patiti od čestih upala sinusa, čija se sluznica zadebljava, što dovodi do upale sinusa, bronha i cijelog dišnog trakta. Ako se upale dišnog trakta ne spriječe i ne svedu na minimum, ako dulje traju ili su česte, dolazi do zadebljanja sluznice unutar sinusa i nosa, koja odeblja, pa u vrlo teškim slučajevima dolazi do kronične upale svih dišnih puteva, a naročito sinusa i nosa. Stvaranje sluzi u ustima im pojačava želju za hranom, a stvaranje sluzi u želucu im usporava probavu, ali i disanje, jer su i pluća pa i cijeli probavni trakt puni prekomjerne sluzi. Često imaju smanjen rad štitne žlijezde odnosno hormona štitnjače, što im još više povećava sklonost ka debljini. Zadržavanje vode u tijelu, oslabljuje rad svih organa, pa se javlja hiperglikemija, gušterača ili pankreas mora pojačano raditi i vremenom dolazi do dijabetesa (tipa 2, koji onda prelazi u tip 1, jer stanice pankreasa posve prestanu lučiti inzulin). I vrijednosti kolesterola u krvi su im povećane, pa je krv gusta, sklona stvaranju ugrušaka u žilama ili se promjer žila sužava, a time posljedično slaba cirkulacija postaje još slabijom. Noge su im uvijek hladne, što je naravno posljedica slabe cirkulacije. Gustoća krvi ima utjecaj i na um i raspoloženje. Osobe pod jačim utjecajem Kapha Doshe mogu imati teške misli, koje ako potraju uzrokuju depresije. Osobe instinktivno potežu sa slatkim jelima, kolačima, čokoladama, sladoledu, jer ih to onda umiruje i čini zadovoljnima.

Kako i kada se hraniti ako ste Kapha- tip osobe ?
Kako svjesno pomoći da Kapha ne izađe iz ravnoteže ?

° Kapha - osobe bi dan trebale početi ustajući rano, kako bi uskladile rad organizma sa cirkadijskim ritmom. Isto tako, najbolje je nakon ustajanja odmah prijeći na gimnastiku odnosno fizičku aktivnost koju ste izabrali. Barem petnaestak minuta, a pola sata je idealno.

° Trebali bi jesti posve neslanu hranu ili bar smanjiti konzumaciju soli na minimum

- Za Kapha - osobe je najoptimalnija vegetarijanska prehrana. Ako to nije prihvatljivo, onda trebaju izbjegavati konzumaciju mesa i mesnih prerađevina nakon 5 sati po podne.

- Po mogućnosti moraju izbjegavati mlijeko i sve mliječne proizvode. Ako to nije pruhvatljivo ne trebaju ih konzumirati nakon 5 sati po podne.

- Trebaju smanjiti konzumaciju pšeničnih proizvoda nakon 5 sati po podne. Tu su naravno podrazumjevaju ne samo kruh, nego i jela od tjesta.

- Trebaju izbjegavati jela sa šećerom, slastice, kolače, kreme, torte, sladolede i sl. Isto tako treba paziti na skrivene šećere, koji su dodaci instant napitcima kao što su kava ili kakao, jer sadrže glukozu kao sladilo. Naročito su opasni napitci kave koji sadržavaju tučeno vrhnje na vrhu. Postali su vrlo moderni, zadnjih godina, pa možete posvuda vidjeti ljude uglavnom mlađe i srednje dobi sa čašama za jednokratnu upotrebu, kako piju te napitke, onako uz put. A to što je „u prolazu" i „uz put" nikada se ne računa. Čak niti ako zapitate tu osobu, ili ona zapita samu sebe, šta je toga dana konzumirala. Jedna takva čaša kavnog napitka sa dodacima vrhnja i aroma sadrži od 300 cal. do 1200 cal. ! To otežava rad jetre, gdje se višak šećera zbog slabog rada pretvara u masne stanice.

- Trebaju naročito izbjegavati ili posve prestati sa konzumacijom svih vrsta slađenih napitaka, sokova, soda, ali i umjetno slađenih sokova. Kao sladilo je najbolje upotrebljavati Steviu. Tzv. tekući šećeri, naročito fruktoza su opasni po rad ključnih organa u preradi šećera (jetra i gušterača), pa se prirodni voćni sokovi kao što su npr. sok od svježe naranče, trebaju konzumirati vrlo kontrolirano ili nimalo. Izuzetak je sok od prirodnog limuna. Limun je jedini agrum koji djeluje bazično na organizam.

○ Trebaju potpuno izbjegavati sve namirnice pripravljene u dubokom ulju tj. fritiranu hranu.

○ Trebaju konzumirati nemasno pripravljenu hranu i pripaziti na upotrebu ulja. Naročito je dobro, ako se ograniče na maslinovo ulje, koje je pod uvjetom da ima oznaku „extra djevičansko maslinovo ulje" (što znači da je istisnuto iz maslina bez upotrebe topline ili kemikalija) i pod uvjetom pravilnog korištenja , pogoduje smanjenju kolesterola u krvi i djeluje pozitivno na rad srca, te štiti jetru i imuni sistem.

○ Trebaju izbjegavati kiselu hranu i upotrebu octa. Sve se može vrlo ukusno začiniti cijeđenim limunovim sokom, koji zapravo i nije alternativni izbor, nego najukusnija delicija u mnogim vrhunskim kulinarskim pripravcima.

○ Trebaju dnevno konzumirati svježe cijeđeni sok limuna, počevši od žličice soka sa vodom u jutro, do dresinga za salate, marinade, pa i stavljajući redovito nekoliko kapi u bistru juhu od povrća ili piletine ili govedine. Limunov sok trebaju konzumirati svaki dan počevši sa nešto svježe iscijeđenog limunovog soka u jutro na tašte u čaši ne prehladne obične vode. To omogućuje stvaranje bazičnih uvjeta u organizmu i čisti jetru, koja je naročito kod Kapha osoba slabija točka , kao uostalom i svi vitalni organi u tijelu.

Međutim, kao što sam ranije napomenula, svaki čovjek u sebi sjedinjava elemente sva tri tipa Dosha. Pitanje je samo koji elementi uz zadanu konstituciju osobe prevladavaju.

S obzirom da sok limuna ne samo da djeluje tako što sprečava kiselinu u organizmu, čisti dnevno jedan od naših najvažnijih organa - jetru, već ima i dokazanih 20 antikancerogenih komponenata, trebali bi ga svi ljudi redovno uključiti u svoju prehranu na način koji sam opisala.

Kortizol

Kortizol je hormon, proizvod ljudskog organizma i to kore nadbubrežne žlijezde. Nastaje i stvara se zapravo iz kolesterola, a ime je dobio po kori nadbubrežne žlijezde - Cortex. Popularno se još naziva i "hormon stresa". Djeluje u korelaciji sa drugim hormonima i Amino-kiselinama, te je odgovoran za razgradnju glikogena u glukozu u jetri i mišićima. Jedna od njegovih mnogobrojnih funkcija je, da smanjuje upalne procese u organizmu. Zbog toga se često primjenjuje u širokoj upotrebi a na žalost i bez recepta, kao sredstvo koje pomaže kod nekih problema kože (kao npr. ekcemi) i kod artritisa. Međutim, kao što sam prethodno spomenula, kortizol se oslobađa iz kore nadbubrežne žlijezde kao odgovor na stres. To se dešava zato, jer se u stresu organizam nalazi u opasnosti, pa kortizol potiskuje djelovanje inzulina u krvi da razgradi šećer. Time dolazi do hiperglikemije, ili povećanja razine šećera u krvi (ŠUK), pa se razgradnja šećera kao posljedica toga počinje odvijati u jetri. Dolazi do tzv. rezistencije inzulina. To je stanje u kojem inzulin ne može izvršiti svoju funkciju, a to je da prenosi šećer u stanice kako bi ih snabdijevao energijom. Stanice nisu u stanju preuzeti glukozu, Amino-kiseline i masne kiseline, pa one "cure" iz stanica. Uzrok za to je smanjeni broj transportera glukoze u stanici membrane koji se zove -GLUT-4. Tim mehanizmom kortizol djeluje kao odgovor na stres, da bi zaštitio organizam, točnije preostalu glukozu koja je potrebna za rad mozga. Međutim jedan od najvažnijih procesa i posljedica djelovanja kortizola je slabljenje funkcije imunog sistema, naprosto zato što funkcioniranje imunog sistema u situaciji u kojoj organizam radi da bi preživio, nije prioritet. To za sobom povlači jedan ogroman broj važnih procesa u organizmu. Ako je organizam izložen djelovanju kortizola na dulje vrijeme, onda dolazi do stanja i oboljenja koja su opasna po život. Problem je i u tome što hormon kortizol u zajedničkom djelovanju sa adrenalinom stvara memoriju netom doživljenih emocionalnih događaja čovjeka koja se pohranjuje u stanicama. Služi pamćenju kako bi se znalo što izbjeći u budućnosti. No, na dulje vrijeme , takve pohranjene informacije štete dijelu mozga koji se zove hippocampus. U tome dijelu mozga se nalazi centar za učenje. U daljnjem djelovanju kortizol povećava krvni pritisak i utječe na povećanje apetita i pretilosti.

Vrijednosti kortizola u krvi su oko 9 sati u jutro između 140 nmol/L, što je najniža donja granica i 700 nmol/L. što predstavlja najvišu gornju granicu. U ponoć je najniža donja granica 80 nmol/L a najviša gornja granica je 350 nmol/L.

Što učiniti ako je razina kortizola previsoka ?
Nadomjestak magnezijuma uzet nakon vježbe aerobike snižava kortizol. Isto tako terapija masaže, terapija muzikom, redovno plesanje, humor i smijeh.

Faktori koji utječu na povećanje razine kortizola su:
Nedovoljno spavanje, predugo intenzivno fizičko vježbanje, hormonska postmenopauzalna terapija, stres koji traje dulje vrijeme i ponavlja se u duljem periodu vremena, ozbiljne traume i značajna redukcija unosa kalorija. Naučnim radom je 2010 godine dokazano, da se razinom kortizola u serumu, tj. u krvi može predvidjeti mortalitet zbog kardiovaskularnog inzulta ili moždane kapi.

Metabolički sindrom

Metabolički sindrom koji je još poznat i pod nazivima Sindrom inzulinske rezistencije ili Sindrom X, je kombinacija medicinski poremećenih stanja koja, ako se pojave u zajedničkome djelovanju imaju nevjerojatno opasan učinak na razvoj kardiovaskularnih bolesti ili moždane kapi. Sindrom je toliko opasan, i tako rasprostranjen (procjenjuje se da je raširen na više od 25% svih stanovnika u USA, a iznad dobi od 50 godina starosti čak 44% svih stanovnika pati od sindroma), da predstavlja jednu od najvećih opasnosti po zdravlje čovjeka. Od metaboličkog sindroma pate osobe koje naučno dokazano imaju određeni genetski kod da ga razviju. No, međutim, određenim načinom prehrane, začarani krug simptoma se može prekinuti. Na taj način se sigurno može spriječiti da dođe do daljnjeg razvoja bolesti u lancu metaboličkog sindroma.

Nisu samo ove statističke brojke koje zastrašuju, od nedavno je poznata i glavnina povezanih uzroka ovog sindroma, koja je zastrašujuća.

O metaboličkom sindromu možete gotovo sa sigurnošću govoriti ako imate tri ili više sljedećih simptoma:

*   obujam pojasa veći od 102 cm (40 inches) kod muškaraca i obujam pojasa veći od 88 cm (35 inches) kod žena te sklonost debljanju u predjelu trbuha

*   vrijednosti trygicerida - jednake ili veće od 150 mg/dl (1.7 mmol/L)

*   reduciran HDL („dobri") cholesterol:

- muškarci - manje od 40 mh/dL (1.03 mml/L)
- žene - manje od 50 mg/dL (1.29 mml/L)

* povećan krvni pritisak: jednak ili veći od 130/85 mm Hg ili upotreba lijekova

* povećana glukoza na tašte: jednaka ili veća od 100 mg/dL, 5.6.mmol/L ili upotreba lijekova

Ako je uz dva od gore navedenih simptoma povećan i marker za sistemsku upalu u organizmu - CRP - C-reaktivni protein, onda se gotovo sigurno može govoriti o metaboličkom sindromu. Uz to mogu biti povećani i markeri kao što su fibrinogen i interleukin 6. Najnoviji naučni radovi na polju neurobiologije su otkrili da je podloga jednog od uzroka metaboličkog sindroma - stres. Stres koji bilo da je fizički i psihosocijalni, poremećuje ravnotežu hormona **HPA-osovine.** To je hypotalamičko-pituitarna-adrenalinska osovina čija sprega funkcionira na sljedeći način: djelovanjem HPA-osovine dolazi do povišenja vrijednosti kortizola u cirkulaciji, a to uzrokuje povišenje glukoze i inzulina, što dovodi do nakupljanja masnoga tkiva oko organa (visceralna masnoća - nakupljanje masnoće oko organa a time i povećanje obujma struka), dolazi do rezistencije inzulina i povišenog krvnog tlaka. Tako je zatvoren krug Metaboličkog sindroma koji posljedično vodi u kardiovaskularne bolesti dijabetes tipa 2 i moždani udar. Važnost funkcioniranja **HPA-osovine** je da je ona jedan od glavnih dijelova Neuroendokrinoga sistema, koji ne samo da kontrolira stresne reakcije, nego regulira mnoge tjelesne procese uključujući probavu, imuni sustav, emocije itd. Kod zdrave osobe se razina kortizola diže naglo nakon buđenja i već za pola sata doseže vrhunac - **Cirkadijski ritam** - , polako pada preko dana, ponovno se diže kasnije prema večeri. Kasno navečer vrijednost kortizola ponovo pada i doseže najniže vrijednosti u sredini noći. Abnormalni krug cirkulacije kortizola u organizmu je povezan sa oboljenjima kao što su Kronični Sindrom Umora, Nesanica i Burnout. No međutim nezdravo funkcioniranje HPA-osovine je usko povezano sa neurobiologijom pa se očitava u nizu poremećaja raspoloženja kao i funkcionalnih bolesti kao što su: depresija, sindrom iritabilnog crijeva, PTSD itd.

Eksperimentima je utvrđeno da i ribe mogu stvoriti stres i proizvodnju istog kruga hormona HPA-osovine, na način da se nalaze pod dulje trajućim stresom zbog drugih dominantnih riba. Primjer je zatamnjenje kože u stresnim situacijama kod nekih vrsta lososa: deaktivira se HPA-osovina da bi se suzbila agresija. Jedna od Amino-kiselina koja djeluje u suzbijanju agresije i većem otporu na stres je L-tryptophan. Ali, pustimo ribe, pređimo na ljude.
Hormon stresa- kortizol koji se stvara u nadbubrežnoj žlijezdi, je kod stresnih nekontroliranih situacija u kojima je ugrožen integritet čovjeka , u jutarnjim satima ispod normalne vrijednosti, a povišen je iznad normalnih vrijednosti u večernjim satima.

Cirkadijski ritam ili Cirkadijski Biološki Sat

Cirkadijski ritam je vrsta biološkog sata koji utječe na fiziološke procese u tijelu. Radi se o oscilacijama u organizmu, koje se odvijaju bez utjecaja naše volje. Važno je znati, da se cirkadijski ritam ne da utrenirati, tj. izmijeniti na drugo funkcioniranje i drugačije oscilacije. Sa tom činjenicom su suočeni piloti i osoblje na letovima koji mijenjaju vremenske zone, pa i sami putnici koji pate od promjene cirkadijskog ritma koji je poznat pod imenom jet leg.

Na taj biološki sat utječe nekoliko faktora od kojih je jedan dan i noć tj. utjecaj svjetlosti. Osim toga na biološki sat utječe i razina hormona kortizona u krvi. Isto tako cirkadijski ritam ili biološki sat stimulira putem hypothalamusa osjećaj za glad. Osjećaj gladi može biti poremećen ako ne funkcioniraju dva hormona koji dominiraju kao senzori u osjećaju gladi/sitosti, pa ako je poremećeno njihovo izlučivanje dolazi do krivih informacija, Primjer za to je kada se ti hormoni ne izlučuju, pa osoba nema signal da je sita i dalje jede.

Biološki sat svake osobe određuje temperaturu tijela, apetit, budnost, sekreciju hormona, ekskremenciju, osjećaj žeđi i vrijeme za spavanje.

Što više, rezultati istraživanja pokazuju, da i svaka stanica u tijelu, autonomno ima svoj biološki sat. Stanice, kao što je prethodno spomenuto, međusobno komuniciraju.

Poremećaji cirkadijskog ritma ili biološkoga sata kod ljudi može dovesti do ozbiljnog metaboličkog disbalansa, koji onda remeti mnogobrojne faktore i teško ga je dovesti u red. Ili dolazi do poremećaja u probavi , jer stanice međusobno izmjenjuju "krive" signale. Stanice imaju receptore: oni u oku djeluju na svjetlost - što predstavlja jedan aspekt biološkog sata, a one u jetri imaju receptore za hranu. Te informacije koje stanice onda međusobno izmjenjuju i odlučuju o tome, koliko ćete spavati, kada ćete se buditi i kada ćete osjetiti glad. Zaključno toj činjenici i mnogobrojnim mehanizmima biološkog sata pojedinog organizma, čovjek se ne bi trebao hraniti u vrijeme kada je biološki sat u stanju mirovanja organizma, tj. po noći. Svima je poznat primjer nekih ljudi, koji osjećaju glad i jedu po noći. To je alarmantni primjer poremećaja cirkadijskog ritma.

Vrlo su štetne neke informacije, u literaturi, dnevnoj štampi i publikacijama, koje javno i posve proizvoljno savjetuju ljudima, da je zapravo posve svejedno u koje vrijeme dana ili kasnije na večer, ili čak po noći, jedu. Ne samo da je takvo konzumiranje hrane štetno za osobu, nego naprotiv treba kod svakog čovjeka pokušati oblikovati i odrediti dnevne navike, koje će onda vremenom imati pozitivan utjecaj i na cirkadijski ritam osobe, ako se naviknete koliko god je to moguće uzimati obroke u približno isto vrijeme svakoga dana. No nikako ne morate jesti kada niste gladni ili samo zato, jer je "vrijeme" da jedete. Možete slobodno i preskočiti jedan obrok, ako ne osjećate glad. Signal za glad se, kao što sam prethodno spomenula javlja putem izlučivanja dvaju hormona - ghrelin i leptin.

Ghrelin je Amino-kiselina i hormon otkriven relativno nedavno (1997), a proizvod je želučanih stanica i ipsilon stanica gušterače. Ako se Ghrelin pretjerano luči, onda djeluje negativno na signaliziranje sitosti, odnosno inhibira vagalne receptore za osjećaj sitosti, pa se te osobe prejedavaju - nemaju osjećaj da su dosta pojele i ne mogu prestati jesti. Ghrelin je značajan, jer osim što djeluje na osjećaj gladi i na povećanu potrebu za konzumacijom hrane i vrlo značajno određuje u sudjelovanju sa hipofizom u mozgu i kognitivnu adaptaciju čovjeka na okolinu i na sposobnost učenja. Sposobnost učenja je u uskoj korelaciji sa Ghrelinom i najbolja je u jutro i u toku dana ili kada je želudac prazan, jer su tada koncentracije Ghrelina najviše. Međutim pokusima na laboratorijskim miševima je dokazano da je koncentracija Ghrelina značajno povišena kod kroničnog stresa. Dapače , stresom povišene vrijednosti Ghrelina, ostaju povišene tokom četiri i više sljedećih tjedana. Razina Ghrelina se povećava između ponoći i jutarnjih sati kod osoba normalne težine i onih koji su mršave konstitucije. Međutim kod pretilih osoba to ukazuje na poremećaj funkcije i grešku u sistemu cirkadijskog ritma. Značajno povećanje razine Ghrelina je uzrokovano i pomanjkanjem sati koje osoba sprovede u spavanju, što povećava apetit i smanjuje proizvodnju leptina, koji smanjuje apetit. Najnovija istraživanja su ispitivala i učinke i popratne pojave operacija premošćenja tj. podvezivanja želuca. Dokazano je, da se ne reducira samo kapacitet želuca, nego se ujedno i dramatično smanjuje razina Ghrelina u usporedbi sa mršavim ispitanicima, bilo da su prirodno mršave konstitucije ili su skinuli težinu dijetom. Osim toga, Ghrelin ima veliku ulogu u suzbijanju upalnih procesa, oksidativnog stresa, oštećenjima sluznice želuca i upalama crijeva (kolitis).

Leptin je protein koji se sastoji od 167 Amino-kiselina i kod ljudskih bića je smješten u kromosomu broj 7. Otkriven je u USA 1994 godine. Osim nekih procesa i sinteza u kojima sudjeluje, leptin je odgovoran za smanjenje apetita.

Kod jako pretilih osoba je leptin znatno povećan, što se naučno objašnjava rezistencijom na leptin. Slično kao kod rezistencije na inzulin, kada osoba proizvodi inzulin, ali su receptori za prijem hormona, zakazali. Primjer za to su nedavne studije koje su dokazale, da konzumiranje fruktoze, a naročito većih količina dnevno, dovodi do rezistencije leptina u pokusima, kao i do povećane vrijednosti trigycerida. Vrijednosti su bile znatno veće u grupi životinja koje su bile hranjene fruktozom, nego kod grupe životinja koje su bile hranjene masnom i visokokaloričnom hranom. Zbog toga, moram naglasiti: voće u ograničenim količinama, da, ali sigurno ne 3 do 5 porcija dnevno !

(Science News. Science Daily: Fructose Sets Table For Weight Gain Without Warning, „2008)
(Shapiro et al.: „Fructose-induced leptin resistance exacerbates weight gain in response", 2008)

Kod zdrave osobe su vrijednosti leptina između 1 i 5 ng/dl kod muškaraca, a 7 do 13 ng/dl kod žena.

Dinamika Leptina se drastično mijenja kod akutnih promjena bioenergetskog balansa ili ravnoteže. (Int.journal of Obesity, Keim, Stern, Havel, Kok: "Fasting Leptin and appetite responses induced by a 4-day

Brazilski naučnici su dokazali, da melatonin povećava razinu Leptina samo u prisutnosti inzulina i zato uzrokuje smanjenje apetita za vrijeme spavanja. No međutim, miševi sa Dijabetesom typa 1, koji su u eksperimentima bili tretirani ili samim leptinom ili leptinom u kombinaciji sa inzulinom, su pokazali izlječenje. Očito je potrebno još puno ispitivanja, ali je izgleda otvorena nova stranica i nada u liječenju dijabetesa.

Jedan Cirkadijski ritam 1 CR = 24 h 11min. i 16 sek.
Cirkadijski ritam tj. biološki sat je ugrađen i u Space Shuttle- u, za astronaute na svemirskim letovima.

12. Poglavlje

Bioenergija
i namirnice

Namirnice koje konzumiramo također u sebi sadrže bioenergiju. Ili bi je trebale sadržavati. Ako se naime radi o genetski manipuliranim plodovima o kojima su toliko govori i piše, a bitke se vode u medijima i na sudovima, onda zasigurno ne možemo govoriti o hrani koja je bioenergetski izbalansirana. Kod uzgoja hrane, plodova i žitarica, koje nisu genetički manipulirane, bioenergetska vrijednost je garantirana isključivo namirnicama i produktima koji nose oznaku "Bio" ili "organic". Početak je pravilan izbor namirnica koje su u bioenergetskom balansu, prirodno su uzgojene, nisu genetski manipulirane, tretirane kemijskim sredstvima i pesticidima koji su visoko štetni i otrovni po ljudsko zdravlje. Iza toga slijedi obrada tih namirnica. Prema tome, prvi korak leži u pravilnom i ciljanom izboru namirnica. Zatim, naravno dolazi u pitanje pravilna priprema tih namirnica za prehranu.

13. P o g l a v l j e

BBB Dijeta - (Bioenergy Body Balance Diet)

Na čemu se zasniva BBB Dijeta

Kao što i sam naziv kaže, dijeta se sastoji u zdravoj prehrani čovjeka, koja će konzumacijom međusobno usklađenih namirnica, dovesti do harmonije ili balansa u organizmu. Namirnice također moraju sadržavati bioenergiju. Primjer za to su neprerađene namirnice. Na taj način će metabolički efekt doći tako do izražaja, da će se prehrambeni sastojci skombinirani na optimalan način. Tako usklađenim i koordiniranim unosom bioenergetsko povoljnih namirnica, stvoriti će se uvjeti u organizmu za slobodan protok bioenergije. U takvim uvjetima nema blokada u organizmu, pa je rad organa i metabolizam optimalan i nesmetano se odvija. Time dolazi do optimalne ravnoteže ili balansa, pa se osoba koja se prehranjuje po osnovnom planu BBB Dijete, također nalazi u ekvilibriju ili balansu. Kao posljedica toga, će se za oko 12 tjedana stvoriti osnovni uvjeti ka idealnoj težini pojedinca. Prema tome, BBB Dijeta, nije plan dijetne prehrane isključivo u smislu skidanja suvišnih kilograma, nego način prehrane i postizanje idealne težine pojedinca. To znači da ujedno pomaže i osobama koje su pothranjene, da dobiju na težini onoliko koliko je optimalno za njihov tip osobe. Tim planom prehrane je i jednoj i drugoj skupini ljudi , znači i onima koji žele skinuti suvišne kilograme i onima koji žele dobiti nešto na težini, omogućeno da to ostvare na potpuno prirodan način, bez ikakvog gladovanja ili uzimanja sredstava za mršavljenje. Čim više, postignutu težinu ćete moći održati.

Za koga je BBB Dijeta pogodna

Način prehrane BBB Dijetom je pogodan za sve osobe, svih starosti i dobi, shodno njihovom tipu organizma. Ako ste u drugome stanju, možete slobodno slijediti plan prehrane BBB Dijete, i to pod uvjetom da ste i inače pod nadzorom svojega liječnika uz čiju kontrolu možete uzimati potporu koja je u vašem stanju organizmu potrebna u formi nadomjestaka Kalcija i Omega 3.

Ako bolujete od Dijabetesa možete se slobodno priključiti planu prehrane BBB Dijete uz redovnu liječničku kontrolu i mjerenje razine šećera u krvi prije svakog obroka, kako bi mogli odrediti kada i koji snack ćete dodatno konzumirati da vam krvni šećer ne bi pao na niske vrijednosti i tako došlo do hypoglykemije. Kako je vrijeme i način uzimanja obroka u planu BBB Dijete ionako individualan, neće ni biti potrebno da mijenjate raspored a niti broj obroka.

Ako bolujete od povišenog krvnog tlaka ili neke druge bolesti, možete zasigurno u suradnji sa svojim liječnikom upotrebiti plan prehrane ili onaj dio plana koji vam odgovara.

Svakako je vrijedno napomenuti, da se u bilo kojoj vrsti bolesti pojedinog organa ili organizma, posavjetujete sa svojim liječnikom, koji će zajedno sa vama odlučiti o planu prehrane koji je iz BBB Dijete optimalan za vas.

Plan prehrane je podešen izborom namirnica i njihovom kvalitetom, da bi pomogao radu vaših vitalnih organa, naročito olakšao rad jetre i povećao vašu otpornost i rad imunog sistema. Ujedno se određenim režimom prehrane sprečava oslobađanje slobodnih radikala i dolazi do smanjenja mikroupalnih procesa u organizmu. Na taj način se usporava starenje stanica.

Plan prehrane BBB Dijete će omogućiti mnogima da reguliraju povišeni krvni pritisak ili znatno smanje opasnost od nastanka kardiovaskularnih bolesti ili Dijabetesa Tip II. Jednako tako znatno će se smanjiti rizik od nastanka arterioskleroze, Alzheimerove bolesti i zloćudnih tumora.

Dijeta će pogodovati naročito osobama koje imaju poteškoće sa bolestima jetre, žući, bilo da se radi o posljedicama prekomjernog uživanja alkohola, infekcija virusima, posljedicama konzumacije droga, infekcijama HIV virusa ili malarije, nepodnošljivosti na hranu i lijekove kao i osobama oboljelom od autoimunih bolesti (npr. Crohnova bolest, ulcerativni colitis, celijakija).

Način prehrane BBB Dijetom

Dijeta BBB nema zajedničkih pravila po kojima bi se svaka osoba trebala prehranjivati, jer to nije moguće provesti. Sve one dijete ili načini prehrane koji u sebi sadrže opće smjernice koje vrijede za sve osobe, nisu djelotvorne, zato, jer je važno u prvome redu odrediti, kojoj metaboličkoj vrsti osobe vi pripadate. Premda se na Planetu Zemlja nalazi oko 7 milijardi različitih ljudskih bića, moguće je po nekim značajkama pojedinca, govoriti o tri različite metabolička tipa ljudi. Već je nauka Ayurvede govorila o tome prije nekoliko tisuća godina. Na taj način je prehrana već u samom početku podešena grupi pojedinaca. Ovakvim sistemskim pristupom omogućen je optimalni balans prehrane.
Što to zapravo znači ?
Pojednostavljeno rečeno, to znači da nije svejedno kada jedete, niti koliko puta na dan jedete. Isto tako je naravno bitno koju hranu konzumirate, ali i kako je kombinirate. Prilično je zbunjujuće da se, kada se govori o dnevnom unosu hrane, vrlo često govori o podjeli na 5 obroka, tri glavna obroka od kojih je doručak najbogatiji. Isto tako govori se o "piramidama" hrane. Neki planovi sadrže 5 jedinica voća dnevno, 1 do

2 porcije salate i 1 porciju povrća. Vrlo je rijetko preporučljivo ili zbog probave ili dobivanja na težini konzumirati 5 obroka voća dnevno.

Gledajte zadržati stalan ritam prehrane. To međutim ne treba značiti da se trebate prejedavati u jelu, jer je po satu vrijeme za vaš obrok. Ne jedite prevelike porcije hrane, jer to opterećuje vaš dio mozga koji se zove Hypothalamus. Posljedica je, da što više jedete, to ćete više imati potrebu za hranom. Pa čak i ako to što pojedete nije komad voća. Ne jedite ništa između obroka, a posebno ne voće, jer je fruktoza ili voćni šećer upravo to, što ljudi koji naginju Metaboličkom sindromu mogu konzumirati samo u kontroliranim količinama. Isto tako, ne treba jesti po šest puta na dan, praktički svaka dva sata. Organizam odraslog čovjeka, nije organizam bebe. Vi trebate dopustiti organizmu određene vremenske pauze od unošenja hrane. Tako će se probava odvijati efektno i racionalno. Čovječji organizam je kemijska tvornica koja ima svoje zakone, red i pravila po kojima funkcionira. Ako svako malo jedete, čak i ako vam je funkcija organa uredna i ne manjka vam određenih enzima i elemenata, onda u organizmu nastaje kaos. Kada i što ćete jesti, ovisi o vašem metaboličkom tipu organizma i o vrsti prehrane za koju ste se odlučili. To znači da na primjer, ako ste tzv." hipofizni metabolički tip", ili " nadbubrežni metabolički tip", trebate jesti lagane doručke od napitaka od povrća u koje možete umiješati dan ranije pripremljeni Quinoa i nešto Chia-sjemena sa neizostavnom žlicom ili dvije soka od iscijeđenog limuna. Šalica kave, bez dodataka. I, to je sve. Spremni ste raditi punom koncentracijom do ručka. Ne možete jesti ovakve i onakve pahuljice u mlijeku ili jogurtu, jaja, voće i sl., jer za to nemate metaboličke preduvjete. Ne možete u jutro prionuti doručku, samo zato , jer se to prozvalo najvažnijim obrokom u danu, koji treba još k tome biti i najobilniji - da ne ponavljam te stalne mantre o pravilnoj prehrani. Ako svi kolege na poslu jedu užinu, ne znači da to morate raditi i vi. I konačno, što je za jednu osobu pravilna i zdrava prehrana, za drugu nije.

Preporučujem da pročitate knjigu Richarda J.Johnson-a, M.D.: The sugar fix

Priprema Bioenergy Body Balance Dijete

Dijeta je podijeljena na prvih 7 dana i 3 tjedna koja slijede nakon toga. Poslije 3 tjedna dodaju se pojedina jela i namirnice, kojima se može održavati stalna težina. Treći period - onaj, nakon trećeg tjedna, traje od dvije godine na dalje bez vremenskog ograničenja. Organizam se je tokom toga perioda tako priviknuo na novi način prehrane, da se ne događaju vraćanja na prijašnju težinu i nemate probleme koje ste imali prije nego što ste pročitali ovu knjigu. Bez obzira, da li se radi o estetskim, medicinskom problemima ili kombinaciji obaju problema.

Za dijetu su vam potrebni jedan dobar i snažan blender i po mogućnosti , jedan sokovnik (posljednje nije uvjet).

Blender služi za pripravak jela/paste koja se zove Hummus i raznih gustih sokova za doručak (npr. Smoothy), a sokovnik vam treba, ako u dijetu želite uključiti i sokove od povrća koji čiste jetru i dodatno olakšavaju novi način prehrane. Ako se malo organizirate, možete pripraviti svježe sokove i zamrznuti ih u 5 dodatnih plastičnih čaša u zamrzivaču. Sokovi koji se dobivaju od povrća, moraju se konzumirati svježi. Zato je to jedini način, da svako jutro ili prije podne imate već pripremljeni napitak koji će donijeti učinak u vašoj dijeti, bez da morate gubiti vrijeme na čišćenje sokovnika ili da sokove konzumirate neredovito, zbog kompliciranosti postupka i nedostatka vremena.

Za sve što radite ili namjeravate raditi, treba priprema,

pa tako i za dijetu. Ne trebate se "fizički" odlučiti da svojem tijelu učinite dobro, nego mentalno tj. psihički. Dijeta, je promjena. I život nakon dijete je promjena. Zapitajte se što je to što vam ta promjena donosi. Kakav osjećaj će u vama izazvati to što vam promjena donosi. Ako na primjer odgovor na vaše pitanje bude - da će vam ta promjena donijeti poboljšanje zdravstvenoga stanja, zapitajte se kakav će osjećaj izazvati to poboljšanje: veću pokretnost, slobodu, neovisnost, bezbrižnost, veće poimanje stvari oko sebe, neopterećenost, samopouzdanje, intenzivnije druženje sa onima oko sebe, putovanja, uživanje u jelu, boje odjeće koju ćete nositi itd.

Prvo si pokušajte stvoriti odgovarajuće uvijete za vaše razmišljanje, odnosno pitanje, na koje želite dobiti odgovor od vaše podsvijesti. Učinite to dok ste sami, na jednom mirnom mjestu gdje vas nitko ne smeta, barem pola sata uz ugodnu muziku po vašem izboru, koja nije previše ritmična i agresivna. Slobodno i udobno se smjestite u fotelju ili naslon. Ne morate nužno ležati, ali možete, ako vam to odgovara. Kada ste dobili odgovor na vaše pitanje pokušajte se zatvorenih očiju koncentrirati na točku koja se nalazi između obrva - tamo gdje ste kod Hindusa zapazili točku u boji na čelu. Sada pokušajte mirno i opušteno dopustiti svojim mislima da stvore slike odgovora koje ste dobili. Ako je to veći osjećaj slobode, kako ga doživljavate ? Koje je godišnje doba? Gdje se upravo nalazite ? Kakvo je vrijeme ? Koje je doba dana ? Koje boje možete zamijetiti ? Koje mirise ? Ako ste u vašim mislima na putovanju, šetnji, u šumi, na jezeru, pješčanoj plaži, na travnatoj livadi u planini - dopustite vašem nutarnjem "oku" da vidi sve boje, da dodirne ono oko sebe gdje se nalazi, da pomiriše - ukratko dopustite da od slika koje se nižu pred vašim "okom", bude film koji promatrate. Možete slobodno uzeti i udjela u tome filmu.

Sljedeći korak je da svakako pokušate stvoriti plan, rutinu i disciplinu.

Da biste "izbacili iz sedla" stare navike koje su se toliko ukorijenile, da određene stvari i radnje radite posve automatski (npr. kupujete redovno u određeno vrijeme kifle i peciva iz pekare iza ugla), morate stvoriti plan. U psihologiji se to zove - implementacija namjere. To ćete moći nakon što pročitate Protokol BBB Dijete.

Nakon toga je potrebno promijeniti vlastitu rutinu i navike. Ne želite se osloboditi navika, već ih želite promijeniti.

Da li ste se ikada zapitali - što je navika ? Puno je lakše usvojiti i koristiti se nečim što poznajemo.
Navika je izbor djelovanja za koje se odlučite u jednome trenutku, a onda prestanete razmišljati o tome, ponavljajući neprestano to što činite.
Ako želite promijeniti navike, onda prvo morate ispitati kada i pod kojim uvjetima činite to, što vam je prešlo u naviku.
1990 godine su provođene opsežne studije na Institute of Technology, Massachusett u USA, koje su pokazale pravilnost u strukturi ljudskog ponašanja kao što je navika.

Studijom je potvrđeno da se prvo treba krenuti od analiziranja sadašnjih navika, kako bi ih mogli zamijeniti nekim novim navikama.

Dati ću vam primjer na jutarnjoj kifli iz pekare iza ugla.

Po tome istome principu možete izanalizirati bilo koju naviku.

1. Gdje se nalazite u momentu kada se svjesno spremate kupiti kiflu. (u kupatilu ste)

2. Koliko je sati. (6.45 u jutro)

3. Kakvog ste raspoloženja. (dosadno vam je kao i svakog jutra, ponavljati uvijek isto, a i nervozni ste, jer vrijeme leti)

4. Tko je u vašoj blizini. (nitko, sami ste)

5. Što ste upravo htjeli napraviti prije nego što ste se u mislima počeli požurivati (popraviti frizuru - vaš "sustanar" u glavi vam kaže: dobro je i ovako; pročitati poruke na Mailu - vaš "sustanar" vam kaže - to možeš i na poslu; popiti prvu jutarnju kavu - ma to uvijek radim uz kiflu na poslu dok čavrljam sa kolegama, itd.)

Sljedeći korak nakon toga je ustanoviti koja od ovih točki uslovljava vašu naviku. Odgovorite na ova pitanja svakog dana u toku sljedećih 5 dana, pišući odgovore. Da li je to onda kada radite nešto što morate, kao jutarnja higijena, pa se pomisao na nešto prijatno što ćete raditi nakon toga doima kao nagrada? Ili je prilično kasno da ste u to doba uvijek u kupaonici, pa morate dobro požuriti i tako se dovodite u jutarnji stres ? Ili su vam dosadni jutarnji rituali ? Nikoga nema u blizini ? A vi želite doći na posao da svoju kavu sa kiflom doručkujete u društvu, a ne sami ?

Jedan od odgovora ponavljati će se kroz svih 5 dana

ispitivanja. mijenjajući dva od pet faktora, možete promijeniti naviku.

Na primjer:
* ustanite puno ranije da bi obavili jutarnje potrebe

* počnite se tuširati redovno navečer prije spavanja

* slušajte radio ili slušajte televizor sa jutarnjim programom dok se pripremate

* provedite 10 minuta u kratkoj vježbi

* napravite odluku dan prije što ćete pojesti za doručak i doručkujte kod kuće

* za one koji su sami - nabavite si mačku, imati ćete višestruku korist. Ako imate veću obitelj i mogućnost, nabavite si psa i vodite ga u jutro prije posla na šetnju petnaestak minuta, bez obzira na vremenske prilike.

* ako imate potrebu za jutarnjom kavom u društvu kolega, popijte je. Ne znači da morate uz to jesti kiflu. Čak ni onda ne, ako to svi ostali rade.

Sada je preostalo još samo da sastavite plan, koji se sastoji od promjena onih točki koje su vas navele na određenu naviku. Primjerice popijte jutarnju kavu kod kuće i pojedite komad Quinoa kolača (nekoliko vrlo provjerenih i ukusnih recepata naći ćete na kraju knjige, a u posebnoj knjizi recepata i namirnica Bioenergy Body Balance moći ćete usvojiti brojne recepte jednostavne neprerađene hrane i zdravog kuhanja, koji će vas oduševiti.)

Pokušajte ne biti prestrogi sa sobom: ako neke dane još uvijek popustite pred navikom kupovanja jutarnje kifle na putu za posao, promatrajte razliku u tim danima i u onima u kojima ste postupili po svojem novom planu. Nakon izvjesnog vremena ćete ustanoviti, da je vaše raspoloženje onih dana kada ste promijenili navike bilo općenito gledano puno bolje u usporedbi sa danima kada ste se držali starih navika.

Biti će potrebno neko vrijeme dok ne uspijete promijeniti odnosno zamijeniti navike. Vaš sljedeći korak je da neke vaše navike postanu rituali. Pokušajte, na primjer u jutro, većinu stvari raditi na isti način i u isto vrijeme. Na taj ćete način stvoriti rutinu.

Poslije toga se možete organizirati. To znači da si unaprijed možete stvoriti tjedni plan za vaš jelovnik od jutra do večeri. Dobra organizacija, je kao i u svemu ostalome u životu, veliki dio uspjeha.

Pripremite si protokol namirnica i jela za cijeli tjedan, tako, da ne morate brinuti o kupovini i o tome što ćete jesti. U prvih 7 dana dijete se držite protokola i sastavite svoj izbor namirnica, koji ne trebate mijenjati. U drugome tjednu dodajte namirnice koje su u protokolu po želji, ali ne konzumirajte više od 3 puta tjedno meso. Idealno je da jedete samo ribu 3 puta u tjednu. Sve izvore bjelančevina životinjskog porijekla, znači meso i ribu je dozvoljeno konzumirati u jednom danu najviše 200 grama. Dnevni unos bjelančevina životinjskoga porijekla za odraslu osobu je općenito ograničen na 0.8 grama po kilogramu tjelesne težine. To znači da normalna odrasla osoba težine od 70 kilograma, koja nije na dijeti smije konzumirati dnevno 56 grama bjelančevina. Tokom dijete ćete konzumirati dovoljnu količinu biljnih bjelančevina.

Svaka dva tjedna, u trećoj fazi dijete, a to znači nakon 4 tjedna, možete si dozvoliti da pojedete nešto što ne spada u dijetu i što inače nije preporučljivo. Uvidjeti ćete, da vam to više ništa ne znači, tj. da vam to nije više tako neodoljivo i primamljivo kao što je to bilo prije.

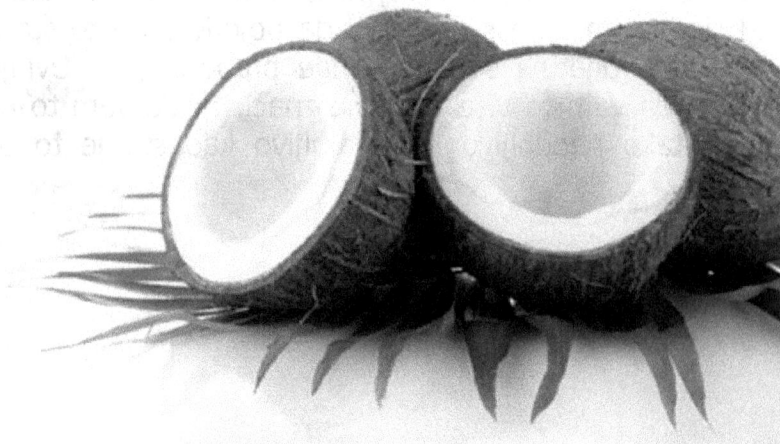

Protokol Bioenergy Body Balance Dijete

1. Prvih tjedan dana bi trebali jesti isključivo povrće. Izuzetak su krumpir, karfiol, repa, kukuruz i sve što sadrži škrob. Kuhano na pari, treba se naročito svakodnevno konzumirati sve vrste povrća koje su tamno-zelenih listova (npr. kelj, blitva, raštika), koromač (dobro utječe na probavu), chicoree/cikorija (dobro utječe na rad žući).
Oko 40% dnevnog unosa povrća bi trebalo biti u sirovoj formi. U to spadaju sve vrste salata. Ako imate saznanje da slabo probavljate sve sirovo povrće, počnite ga sjeckati na vrlo tanke trake, pa ga tek tako pripremljenog konzumirajte u manjim količinama. Osim toga možete dnevno uzimati jednu tabletu probavnih enzima.
U prvome tjednu imate priliku pokušati ne jesti

nikakvu vrstu mesa ili ribe. Na taj ćete način sami sebi dati priliku da vidite, da li bi mogli prijeći na jednu od vrsta vegetarijanstva. To bi bilo najbolje što bi mogli učiniti za svoj organizam.

Dnevna količina povrća, bez obzira, bilo ono kuhano na pari ili sirovo, je neograničena u prvome tjednu. Kao začin su dozvoljeni sol i papar.

Dresing za sve salate je isključivo sastavljen od svježe iscijeđenog limunovog soka, 2 - 3 žlice djevičanskog maslinovog ulja, soli i papra.

Začinsko bilje je dozvoljeno.

Po mogućnosti svaki dan konzumirajte svježe izgnječeni češnjak na vašem kuhanom povrću. Pripravci češnjaka u kapsulama nemaju jednako djelovanje enzima Allicina koji je sadržan u češnjaku, kao kada se usitni svježi češnjak u pastu i pusti da odstoji 2 do 3 minute.

Solite umjereno isključivo sa morskom soli, tokom cijele dijete. Prijeđite isključivo na konzumaciju prirodne morske soli.

Kao začin kuhanome povrću dozvoljeni su samo morska sol, papar, a ako volite ljuto možete dodati Sambal Oelek (pasta chili papričica, dobije se u trgovinama koje drže azijske namirnice).

Ako svakako želite konzumirati meso, dozvoljeno je samo bijelo meso peradi, bez kože i to najviše 3 od 7 dana. Od ribe je najbolje da se u tom prvome tjednu ograničite na losos (po mogućnosti divlji losos, a ne uzgojeni losos) i na tunu. Na kraju knjige možete naći nekoliko recepata kojima na vrlo jednostavan i posve nekompliciran način možete pripremiti vaše obroke.

Dnevni unos mesa ili ribe je 200 grama.

Voće u prvome tjednu nije dozvoljeno.

Izuzetak je sok od svježe iscijeđenog limuna. Svako

jutro započnite sa čašom ne prehladne vode u koju ste nacijedili oko 3 žličice svježeg limunova soka. Naročito je dobro, dodati i malo limunove pulpe, tj. tkiva limuna.

Za vrijeme prve dvije faze dijete , to znači sveukupno 4 tjedna, ne treba konzumirati mlijeko i mliječne proizvode ni u kojoj formi. U to su naravno uključene i sve vrste sireva.

Crna kava je dozvoljena i u jutro i preko dana. Preporučam vam konzumaciju filtrirane kave najbolje moguće kvalitete. Na taj način možete sami odrediti jačinu kave. Kava kuhana sa talogom i jako kratka espreso kava su prejake za sluznicu želuca, pa ih ako ste ljubitelj takve kave treba ograničiti na dvije dnevno.

Čajevi su dozvoljeni.

Ako imate osjetljivo crijevo i poteškoće sa prerijetkom stolicom izbjegavajte sve zelene čajeve i one sa eteričnim uljima.

Izuzetak je čaj od mente/nane. Pijte ga u ljetnim mjesecima svakog dana, vrućeg i u malim gutljajima. Ako imate priliku, nabavite si osušene listove metvice/mente/nane, koji se dugo mogu sačuvati uskladišteni i ubacite ih u šalicu vrele vode ili vrč za čaj da se listovi rastvore. Inače, pijte samo organske čajeve najbolje kvalitete koju si možete priuštiti.

Za slađenje kave ili čaja upotrebite Steviu.

Vodu pijte gaziranu ili negaziranu onda kada osjetite potrebu tj. imate žeđ. Ako je preporučljivo da u području u kojem živite pijete flaširanu vodu, gazirana voda je u tome slučaju bolji izbor. Prirodni voćni sokovi nisu dozvoljeni. Isto tako niti bilo koja vrsta umjetnih i umjetno slađenih napitaka.

Svaki dan popijte sok od povrća svježe cijeđen iz

sokovnika. Ako jednom tjedno pripravite veću količinu soka i ostatak zamrznete u plastičnim čašama, imati ćete za svaki dan u tjednu.
Svaki dan možete pojesti jedno tvrdokuhano jaje. Konzumaciju jaja, možete ograničiti i na jedno u 7 dana, ili posve izostaviti, shodno vašem ukusu.

2. U drugoj fazi dijete, znači nakon prvog tjedna, dijeti smijete dodati pastu od graha slanutka koja se zove Hummus. Recept se nalazi na kraju knjige. Hummus možete jesti za doručak, pomažući si svježom mesnatom paprikom izrezanom u trake, ili mrkvom i celerom iz- rezanima na prutiće.
To je idealan doručak koji daje dovoljno energije za cijelo prije podne.
No isto tako, Hummus možete konzumirati tokom dana, kada ste gladni.
Kuhani smeđi grah, kao i bubrežasti grah možete pripravljati na salatu ili ga jesti kuhanog.
U konzumaciji mesa ili ribe i u vrsti i u količini, nema razlike od prvog tjedna dijete: bjelančevine životinjskog porijekla samo 3 dana u tjednu i to najviše 200 grama dnevno.
Nadalje zadržite naviku konzumiranja čaše vode sa sokom od limuna tokom sljedećih 7 do 8 tjedana. Limunov sok djelovati će bazično na organizam i biti će pokretač u čišćenju jetre.
U ovoj fazi svakodnevno popijte čistu bistru juhu koju ste sami pripravili u većoj količini. Za pripravljanje se možete poslužiti expresnim loncem na paru, a preostalu juhu možete sačuvati u hladnjaku 4 dana ili dulje ako jedan dio zamrznete. Juha može biti pripremljena samo od povrća u

slučaju da se hranite vegetarijanski. Inače juhu možete kuhati dodajući dva veća komada pilećih prsa bez kože.

Recept se nalazi na kraju knjige.

Obratite pažnju na ukupan dnevni unos životinjskih proteina. Ako vaša juha sadrži pileće meso, toga dana ste konzumirali i proteine životinjskog porijekla u tekućoj formi.

Osim unosa tekućine, juha će svakodnevnom duljom konzumacijom djelovati na jačanje vašeg imunog sustava.

Svaki dan usitnite jednu oguljenu jabuku u malom procesoru za usitnjavanje. Potrebno vam je 5 do 7 sekunda za usitnjavanje i 3 minute za čišćenje malog procesora. Isto se postiže i ribanjem jabuke na ribež, ali mali procesor je zaista najbrža varijanta. Tako pripremljenu jabuku prelijte sa sokom od polovice jednog svježe istisnutog limuna. To vam može poslužiti kao jedan obrok, ako još popijete i pola litre juhe, ili kao međuobrok.

Sve druge forme brašna, pripravaka od brašna i škroba (pahuljice, riža, krumpir, tijesto, kukuruz) su zabranjeni.

Sljedeći dodatak u ovoj drugoj fazi, koji možete konzumirati i nadalje su indijski oraščići i bademi. Možete pojesti dvadesetak oraščića i desetak badema dnevno.

U ovoj fazi dijete, dozvoljeno je pripremanje povrća u azijatskome Woku. Za pripremu je povoljno zamrznuto povrće, izuzev karfiola, patlidžana i sićušnih kukuruza, koji su katkada u smrznutoj mješavini. Pripazite na to kod kupnje. Kod pripremanja vašeg povrća u Woku dozvoljeni začini su sol (umjereno), papar i eventualno malo bistre juhe od povrća i piletine, kojom možete zaliti povrće u Woku kada je gotovo.

Svi soja sosovi i uopće sojini produkti su zabranjeni tokom dijete i to zato , jer kod 8 od 10 osoba djeluju iritirajuće na crijevo.

Sljedeća namirnica koja će vam donijeti užitak i energiju je Qiunoa.

To je sjeme biljke koja spada u porodicu blitve, a uzgaja se u Andama u Peruu na nadmorskoj visini od 3.000 metara. Za Peru, kojem je to glavni izvozni artikl, Quinoa je postao je monokultura.

Sadrži najveći postotak proteina biljnoga porijekla. Jedna šalica / 125 ml/L Quinoa, sadrži 9g proteina, koji se puno bolje resorbira u organizmu nego protein iz mlijeka (kazein). Osim toga važno je da se Quinoa može uživati bez ograničenja, jer u njemu nema glutena.

Quinoa je jedini izvor svih 9 Amino-kiselina u biljnome svijetu.

Narodu Inka je Quinoa bio jedan od glavnih izvora prehrane još pred 6.000 godina.

Quinoa se može pripravljati na razne načine i konzumirati hladna ili topla, slana ili slatka.

Osnovni recept za pripremanje Quinoa nalazi se na kraju knjige.

3. Treća faza dijete traje od četvrtog tjedna, na dalje. Nadam se da ćete uspjeti usvojiti novi način prehrane, koji bi trebao pridonijeti idealnome balansu cijeloga organizma, ali i duha. Isto tako i idealnoj težini.

Iza 4. tjedna, koliko su trajale prva i druga faza dijete, slobodno postepeno dodajte nešto voća po vašem ukusu i željama. Pri tome je vrijedno znati, da je dobro dati prednost sezonskome voću. Najbolje je nekoliko vrsta voća kao trešnje, roza grapefruit, šljive, banane (možete uvijek koristiti polovicu za vaš jutarnji shake), borovnice (po mogućnosti prirodne, ne uzgojene), ili maline.

Egzotično voće , kao npr. ananas, papaya ili mango imaju velike prednosti, jer sadrže vrijedne Enzime za probavu, ali inače imaju visok GI index.

Sav škrob, brašno, tjesteninu i dalje ne konzumirajte ili svedite na minimum. Postoje ljudi koji jedu malo ili čak vrlo malo kruha. I oni drugi koji uživaju u njemu, na sve načine i uvijek. Čak i ako ga jedu bez ičega, pa i onda ako je star. Osobe ove posljednje skupine su ovisnici o kruhu i trebali bi ga posve prestati konzumirati, jer se nisu u stanju zadovoljiti sa jednom ili dvije kriške.

Ako ste se odlučili u svoju prehranu uključiti i kruh, jedite samo raženi kruh ili kruh od dinkel-brašna.

Dobra zamjena je jedna tortilla od brašna dnevno. Prednost leži svakako u vlastitom pripremanju tortilla, a ne u kupovnim tortillama čak i onda ako imate malo vremena, Tortille možete pripraviti naime u većoj količini i pohraniti ih u hladnjaku u plastičnome omotu. Na taj način možete upotrijebiti brašno koje vam odgovara. Recept za pripremanje tortilla , nalazi se na kraju knjige.

Prehrani počnite povremeno dodavati jela pripravljena od slatkog krumpira. Jedan jednostavan, ali vrlo ukusan recept ćete naći na kraju knjige.

4. Nikada kod jela ne miješajte i ne kombinirajte bjelančevine odnosno proteine sa voćem u istome

obroku. Između konzumacije jednog i drugog, mora biti pauza od 2 sata. Za probavljanje bjelančevina su potrebni posve drugačiji Enzimi i aminokiseline od onih za probavljanje voća. Ako miješate bjelančevine sa voćem u istome obroku dolazi do fermentacije i vi od svojeg želuca stvarate vinariju u malome, zbog fermentacije. Bjelančevine zbog toga počinju trunuti u želucu prije negoli što su se uspjele probaviti.

5. Dajte prednost radije flaširanoj vodi, iako se obična voda iz vodovoda logički čini boljom i zdravijom, kada je dobre kvalitete. Plastična ambalaža u kojima se prodaje voda, nije baš najzdraviji izbor, ali u nedostatku boca od stakla, vjerojatno ćete posegnuti za vodom iz plastičnih boca. Ako već voda iz boca, onda radije gazirana, jer je opasnost od zagađenja nakon otvaranja boce manja. Obična voda iz vodovoda naime sadrži fluorine i chlorine, koji inhibiraju resorpciju joda.

6. Kao dressing za salate upotrebljavajte isključivo sok od svježe iscijeđenog limuna, djevičansko maslinovo ulje i morsku sol. Izbjegavajte sve vrste octa, bilo da su vinski ili voćni, zbog razloga koje sam opisala prethodno. Ako želite na svaki način upotrebljavati ocat, onda je vaš siguran izbor Umiboshi ocat. To je ocat koji se dobiva od u Japanu rastućeg voća koje se može opisati kao mješavina između šljive i marelice. Ima 20% soli i kiselinu, pa djeluje antibakterijelno i antitoksički. Konzumira se ne samo

kao ocat, već i sušen kao apero-snack. Od zelenoga Ume-voća se pripravlja i tonik koji je dobar za probavu, naročito za probavljanje riže. U Japanu postoji izreka slična našoj u zapadnome svijetu - jedna jabuka dnevno vas štiti od odlaska doktoru - isto se kaže i za Ume. Napitak pripravljen od Ume, se je davao Samurajima prije bitke, da bi se zaštitili od umora.

7. Jedite morske alge. Ta "morska salata" ima korisno djelovanje u snižavanju kolesterola i krvnog pritiska, osim kalija, magnezija ,željeza i mangana sadrži u tragovima 60 drugih minerala, te je jedini biljni izvor vitamina B12. Morske alge imaju i antibakterijsko te antiradioaktivno svojstvo. To je dokazano ispitivanjem na Sveučilištu McGill u Montrealu, Canada, tako što su rađeni opsežni pokusi na aliginičnoj kiselini, koja je sadržana u morskim algama. Jedna velika grupa medicinara i njihovih pacijenata je u Japanu nakon atomske bombe na Hiroshimu preživila jedući redovito morske alge.
Najpoznatiji su Wakame i Nori, a daju se nabaviti u specijaliziranim odjelima za prodaju svježe ribe.

8. Redovno, bar dva puta tjedno jedite Avocado. Možete ga jednostavno narezati u salatu. Avocado mora biti mekan tako da se dade istisnuti viljuškom, ali još uvijek svijetlo-zelene boje, pa se može izgnječiti i zajedno sa soli limunom češnjakom i maslinovim uljem izmiješati u vrlo ukusnu pastu kao dodatak ribi ili piletini. Pasta se dobro zatvorena u

staklenki drži u hladnjaku i do tjedan dana. Avocado uz vitamine kao što su K, E i B6 sadrži i Kalcij, bakar i bogat je fibrinskim vlaknima. Snižava holesterin i povišeni krvni pritisak, a dokazano djeluje glutathionom u sprečavanju raka debeloga crijeva.

9. Blitva bi trebala biti u mjesecima kada je ima napretek, a to je od proljeća do jeseni, neizostavna na vašem tjednom jelovniku. Vrlo ukusna je kuhana na pari uz dodatak češnjaka, morske soli, papra i djevičanskog maslinovog ulja. Osim što sadrži Kalcij, Magnezij i fibrinska vlakna, blitva djeluje protuupalno na pluća i sprečava stvaranje emfizema pluća ukoliko se konzumira redovito. Osim toga sprječava rak debelog crijeva i rak prostate. Opće je poznato da je blitva kao i raštika neizostavni dio mediteranske kuhinje. Manje je poznato da jedna šalica blitve (250 ml/L) sadrži jednako kalcija kao i čaša mlijeka od 2 dl.

10. Naviknite se da svaki dan pojedete jednu sirovu mesnatu papriku. Najbolje su one crvene boje, jer sadrže najviše vitamina C. Osim vitamina - C, A, B, E paprika sadrži i beta-karoten, koji djeluje protuupalno, kao i tvar Capsacain, koja snižava kolesterol i djeluje u prevenciji dijabetesa. Sadržaj Sumpora u paprici djeluje na sprečavanje raka, a Enzim lutein sprečava da ne dođe do katarakte oka i makularne degeneracije oka.

11. Izbor salata u ljetnim, mjesecima je raznolik. Međutim želim vam skrenuti pažnju na salatu koja sadrži crvenu mesnatu papriku, luk, rajčicu i krastavac izrezane u vrlo male pravilne kockice i začinjenu standardnim dresingom za salatu: morska sol, limun i maslinovo ulje. U Izraelu se može dobiti upakirana u plastičnu ambalažu sa spomenutim dresingom koji je u posebnom pakovanju i nosi ime - izraelska salata. Dobro je probavljiva, jer je vrlo sitno rezana, taži žeđ, osvježava i ima mnoge hranjive sastojke, koji su vam potrebni u jednome obroku. Sličnu ili gotovo istu salatu služe i Indijci pod imenom Kachumber.

12. Nikada ne konzumirajte ništa što je slađeno umjetnim sladilima. Ako osoba ima poremećaj jetre, tzv. - masnu jetru, bolje ju je zapitati da li pije nealkoholična umjetno slađena pića nego, da li pije alkohol. Ako se NAFDL - kratica za: nonalcoholic fatty liver desease, ne spriječi, može prijeći u cirozu jetre. Još jedna značajna zamka umjetno slađenih pića su vaši zubi. Skoro sve karijese kod vrlo mladih osoba , koje sam obrađivala u svojoj ordinaciji, najvećma na otvorenim površinama zuba uz zubno meso ili masivnu prevalenciju karijesa kod pojedinog pacijenta, mogla sam anamnestički povezati sa konzumacijom pića slađenih sa šećerom ili sa umjetnim sladilom. Posebno ako se radi o pićima koja su gazirana, znači sadrže CO_2, sadrže i fosforičnu i citričnu kiselinu koje erodiraju zubnu caklinu (General Dentistry, 2007)

13. Pokušajte ne konzumirati hranu koja je industrijski proizvedena.
Ako baš morate, neka to bude jako iznimno.

14. Konzumirajte voće u određenim granicama i sa mjerom. Voće ne stvara poslije konzumacije tvari - Leptin i Ghrelin, koje su odgovorne za osjećaj sitosti, pa osoba jede bez prestanka. To je dokazala studija naučnika Shapiro, MD / Ph.Scarpace, MD sa University of Florida , USA.
Oni ljudi koji stalno jedu voće proizvode Enzim Fructokinazu u velikim količinama. Taj Enzim služi u organizmu kao transporter glukoze u crijeva iz kojih odlazi dalje u krv. Kod mnogih osoba se ne odvija pravilno cijepanje fruktoze, nego ih bakterije razgrađuju što dovodi do stvaranja plinova, a kod jačih reakcija može se i početi izvlačiti voda iz crijeva, pa dolazi do proljeva. Jednog dana će se sigurno izumiti lijekovi koji će inhibirati Fructokinazu. Za sada vam preostaje samo da fruktozu jedete kontrolirano, ili da je uopće ne jedete.
Ako redovno konzumirate fruktozu i voće, onda je potrebno svakih 6 mjeseci prekinuti konzumaciju na 2 tjedna, da bi se razina enzima dovela u normalu. U intenzivnim istraživanjima koja se još uvijek vode u slučajevima Sindroma iritabilnog crijeva (IBS: irritable bowel syndrome), najnovija istraživanja su pokazala da te osobe imaju poremećenu apsorbciju fruktoze (University of Iowa, US) Posebno se klonite vrlo raširene konzumacije narančina soka: sok od naranče reducira tvrdoću zuba.

15. Svakodnevno upotrebljavajte začin Kurkumu.

Kurkuma je začin čija su blagotvorna i osebujna svojstva poznata već tisućama godina u kineskoj i indijskoj medicini. Začin Kurkuma je u prodaji u mljevenoj formi praška, pa ga može vrlo jednostavno dodavati salatama, juhi, povrću i ribi. Prednost svakako dajte organskoj kurkumi bez ikakvih drugih dodataka. Kurkumin, djelotvorna tvar u kurkumi je najdjelotvornija ako se kurkuma upotrebljava u svojoj izvornoj formi. Kapsule kurkumina se ne resorbiraju jednako uspješno u organizmu. Kurkuma vrlo snažno djeluje u suzbijanju upala u tijelu, a to je kao što sam ranije spomenula jedan od glavnih uzroka kroničnih oboljenja. Isto tako kurkuma djeluje u suzbijanju raka. U naučnome radu brazilskih naučenjaka je dokazano i objavljeno u Junu 2012, da se je u pokusima in Vitro uspjelo suzbiti najzloćudnije stanice raka mozga (Glioblastoma) kurkumom, bez da su normalne stanice bile oštećene. Osim toga kurkuma suzbija i stanice drugih vrsta raka kao što su rak pluća i rak prostate. Isto tako je poznato, da kurkuma djeluje na više od 500 gena u ljudskom organizmu.

16. Upotrebljavajte u vašoj prehrani limun od jutra do večeri.

Limun trebate konzumirati stavljajući ga u vodu, dresing, sosove, na povrće kuhano na pari, na ribu i u juhu. Limun naime nema samo svojstvo da alkalizira organizam, on i reducira sol u hrani koju konzumirate. Limune birajte tanje i glatke kore, jer

240

oni sadrže više soka. Dobro ih operite , a zatim zavaljajte dlanom o tvrdu površinu da se sok skupi. Tek onda limun razrežite. Čisti sok od limuna ne konzumirajte nerazrijeđen, jer je tako štetan za caklinu na zubima. Daljnja limunova pozitivna svojstva osim visokog sadržaja C vitamina su ljekovito djelovanje na jetru, žuć, crijeva, te snižavanje urične kiseline u organizmu. Između tih ljekovitih svojstava,limun ima povoljno djelovanje na pluća i disanje u naporu. Primjer za to je izjava prvog osvajača Mt.Eversta, Edmunda Hillarya, koji je rekao da jedan dio njegovog spektakularnog uspona duguje i limunima.

17. Upotrebljavajte prirodni organski prah cimeta. On djeluje povoljno na metabolizam šećera, pa je važno konzumirati ga redovno. Nabavite si kod uvoznika, cimet najbolje kvalitete u prahu. Vrlo je praktično konzumirati ga sa jutarnjom kavom. Potražite isključivo cimet sa Cejlona. Cimet nije samo začin za jabuke, on se upotrebljava i u kuhanju, za što je primjer neobično ukusna marokanska kuhinja. Osim što regulira metabolizam šećera, cimet ima i druga ljekovita svojstva, kao što su, da snižava razinu kolesterola i djeluje u suzbijanju bakterije H.Pylori, kao jednog od glavnih uzročnika čira na želucu, ali i protiv drugih patogenih bakterija. Osim što je prirodni konzervans, cimet djeluje i protiv artritičnih bolova, a naučni radovi mu pripisuju i antikancerogena svojstva, kao i ljekovita svojstva u borbi protiv neurodegenerativnih bolesti kao što su Alzheimer D., Parkinson D.,multipla skleroza i meningitis, što

je objavljeno u naučnim radovima Cytokine Reasearch Laboratory, Departement of Experimental Therapeutics, University of Texas, USA.

18. Uključite masnoću u vašu prehranu.

Masnoća je organizmu potrebna da bi mogao normalno funkcionirati. Zato nije upitno da li treba jesti masnoće, nego koje masnoće su korisne, a koje trebate izbaciti iz svoje prehrane. Upotrebljavajte isključivo djevičansko maslinovo ulje najbolje kvalitete. Ono je pogodno kao začin i podnaša samo niske temperature kuhanja. Izbacite iz prehrane sva saturirana ulja uključujući i sve ili naročito masnoće zgusnute konzistencije kao što su margarini, namazi tj. sve masnoće koje su obrađene postupkom hidrogenizacije. Jedina iznimka u saturiranim odnosno zasićenim masnoćama je čisto organsko kokosovo ulje, koje možete koristiti za pripremanje hrane na visokim temperaturama. Kokosovo ulje je jedina masnoća koja grijanjem ne razvija štetne sastojke - (trans - masnoće), koje podižu vrijednosti CRP (C-reaktivnog proteina) kao najvažnijeg mjernog pokazatelja upale u organizmu. Osim toga kokosovo ulje ima svojstvo da pomaže resorpciju esencijalnih masnih kiselina u organizmu i na taj način potpomaže u gubitku na težini. U manjim količinama konzumirajte maslo ili Ghee - , koje je u upotrebi u nauci Ayurvede već tisućama godina u prehrani, kao i u raznim pripravcima za primjenu na koži. Maslo ili Ghee se pripravlja na jednostavan način, tako da zagrijete maslac i onda odvojite dio koji se skupio na površini. To je kazein (mliječna bjelančevina) i laktoza. Maslo ili Ghee možete sačuvati u hladnjaku u maloj porculanskoj posudici i do 2 tjedna.

19. Potrudite se da vaši zubi i usna šupljina budu uključeni u svakodnevnu njegu i kontrolu kod stomatologa najmanje jednom godišnje.
Zubi su ogledalo vašeg organizma.
Potrudite se da naučite kako pravilno čistiti vaše zube i usnu šupljinu i ne propuštajte svakodnevni ritual higijene niti pod koju cijenu. Vaš cilj je, da sanacija vaših zubi bude tako provedena da pri godišnjim ili polugodišnjim kontrolama zubnog aparata kao i higijenskim mjerama, nemate veće zahvate ili uopće nemate zahvate koji su potrebni u vašoj usnoj šupljini na duže vrijeme. Više o toj temi možete pročitati u mojoj knjizi o BBB- dijeti i prehrani, koja izlazi krajem 2013 godine.

20. Kod dijete kao i kod načina ishrane, koji vam osigurava izbalansirano funkcioniranje vašeg cjelokupnog organizma, ne morate brojiti kalorije, ali je važno da ograničite ukupan dnevni unos hrane. Kao mjerilo vam može poslužiti jedan plitki tanjur promjera 27 cm (10.5"). Napunite ga kuhanim namirnicama koje ćete konzumirati toga dana: kuhane, sirove, kuhano meso, riba ili jaja. To je izuzevši

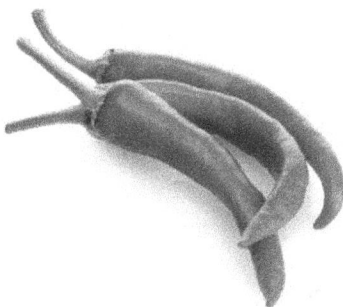

doručak, dnevna količina namirnica koju možete pojesti toga dana. Sasvim je svejedno i prepušteno je vašem ritmu i navikama, da li ćete taj veliki tanjur hrane pojesti odjednom ili ga podijeliti u nekoliko obroka u istome danu. Tanjur možete slobodno napuniti koliko u njega stane.

Količina dnevne juhe od povrća (sa ili bez piletine), nema ograničenja.

14. Poglavlje

Recepti

Juha od povrća (i piletine)

Količina je za expressni lonac na paru od 6 litara. Vrijeme kuhanja je oko 1.5 sata.

Ako želite kuhati u običnome loncu, onda u početku morate skidati pjenu. Vrijeme kuhanja je 4 sata.

Sastojci:

1   svežanj peršina
1   komad celera veličine manje jabuke
2   celera u prutu
2   veće mrkve
1/4 glavice kelja
1   luk
2   češnja češnjaka
1   korijen peršina
1   komad đumbira veličine šljive
     čajna posudica napunjena do pola paprom u zrnu
2   kocke Maggi kokošje juhe ili juhe od povrća
1   manja rajčica
2   žlice krupne morske soli

2   kom. pilećih prsa bez kože

Ocijeđena juha se može pohraniti u hladnjaku ili zamrznuti u porcijama.

Jutarnji Doručak

Ovaj doručak se pripravlja u mixeru. Konzistenciju možete odrediti sami, dodajući manje ili nimalo vode. Ovo je osnovna masa za jednu osobu.

Sastojci:

1   oguljena jabuka
1/2 šalice kuhanog Quinoa (125 ml)
1/2 limuna- sok
     prah cimeta na vrhu tupoga noža
     ako volite slatko, žličica meda ili par kapi Stevie

U trećoj fazi dijete, nakon 4 tjedna, možete dodati polovicu banane ili vrlo malo drugog sezonskog voća da bi obogatili okus.
Pokušajte eksperimentirati sa okusima i vašoj mašti neće biti granica.

Ako osnovnoj masi, bez dodatka vode, dodate jedno istučeno jaje, dobi-venu masu možete ispeći u namašćenome plehu (organsko kokosovo ulje). Dobiti ćete nevjerojatno ukusan kolač, koji možete ponijeti sa sobom na posao.

Hummus

Ovoj hranjivoj pasti koja se poslužuje hladna, tanko razmazana na plitkome tanjuru, sa posutom crvenom paprikom u prahu i dodatkom nešto djevičanskog maslinovog ulja po površini, ni u hranjivosti, a niti u okusu, nema premca.

Hummus pastu možete uživati i posluživati od jutra do večeri: kao doručak, predjelo, užinu ili večeru.

Jede se pomoću povrća izrezanog u prutiće.

U zemljama bliskog istoka, od kuda i potiče, se tradicionalno poslužuje i sa Pitta-pogačom.

Sastojci:

500 g skuhanog graha slanutka (iz konzerve ili pripremljenog)

  slanutak iz konzerve treba dobro isprati, staviti u zdjelu hladne vode i slanutak istisnuti prstima iz prozirne opne

2 velike žlice Tahina paste (pasta od sezamovih sjemenki i ulja)

2 sočna limuna (svježe ocijeđeni sok)

2 češnja češnjaka

1 dl vode (zavisi od količine limunovog soka)

1 mala žličica soli

  malo bijelog papra u prahu

Pripremljeni sastojci se miješaju u snažnom mikseru. Konzistencija paste je gusta i ljepljiva, a nikako tekuća, što se optimira količinom vode.

Hummus se može čuvati u hladnjaku u dobro zatvorenoj staklenoj posudi 4 do 5 dana.

Quinoa

Oprano sjeme Quinoa se kuha 20-tak minuta u lagano ključaloj vodi ili bistroj juhi od povrća i piletine.
Mjera je jedna mjerica Quinoa i 2.5 iste mjerice tekućine.
Nakon toga, kuhalo ugasiti i pustiti skuhani Quinoa da odstoji.

2013 godina je sa strane UN proglašena godinom Quinoa.

Slatki krumpir

Krumpir oguliti tako da se vidi intenzivna narančasta boja.
Izrezati uzdužno na osmine (zavisi o veličini krumpira) te u jednoj posudi posuti krupnom morskom soli i dobro promiješati.
Krumpir iskrenuti u vatrostalnu posudu i peći u predgrijanoj pećnici na 220°C , dok se krumpir ne počne lagano smežurati, a rubovi počnu dobivati smeđu boju.
Odmah servirati.

Pasta od Avokada

Mjera se odnosi na 1 komad Avokada. Količine možete naravno multiplicirati. Pasta se može dobro očuvati u manjoj staklenki u hladnjaku.

Sastojci:

1   avokado
1   češanj češnjaka
    malo soli po okusu
    1 žlica svježe istisnutog limunovog soka
    2 žlice djevičanskog maslinovog ulja

Avokado mora biti tako mekane konzistencije, da se dade izgnječiti sa viljuškom. Češnjak usitnite nožem ili tiskačem za češnjak, dodajte vrlo malo soli i na dasci pomoću tupog plosnatog noža položenog bočno pritišćite češnjak o dasku, dok se posve ne razmaže. Dodajte već zgnječenom avokadu, a tek potom solite ako je još potrebno. Kao sljedeće umiješajte sok od limuna, miješajući dok pasta ne postane glatka, a na kraju umiješajte istim pokretima maslinovo ulje.

Tortilla

Mjera se odnosi na 10 do 12 Tortilla. Prednost domaćeg pripravljanja tortille je da izbor brašna, možete sami odrediti.

Sastojci:

2 čaše (500 ml) brašna
1/2 čajne žličice soli
1/4 čaše (50 ml) flexseed ulja
1/2 čaše (125 ml) do 3/4 čaše (175 ml) tople vode (ne vruće)
1 žlica praška za pecivo

Pomiješajte brašno (npr. dinkel ili koje drugo tamno brašno glatke konzistencije, bez sjemenki ili klica; nikako ne kukuruzno brašno) sa soli i praškom za pecivo. Dodajte ulje, promiješajte i tek onda miješajte prstima dodajući polako vodu. Konzistencija mora biti ljepljiva, tako da se dade formirati ljepljiva lopta.
Smjesu u formi lopte umotajte u prozirnu foliju i pustite da odstoji 30 minuta. Odstranivši plastičnu foliju, oblikujte 8 malih lopti od tijesta i pokrijte ih sa čistom krpom ili ubrusom koji je bio ugrijan na toploj pari ili u vreloj vodi i dobro ocijeđen.
Kugle od tijesta izrolajte na površini dok su vruće - u protivnome će tijesto biti žilavo. Preklopite tijesto valjajući ga na polovicu, pa ga opet preklopite i ponovite dvanaestak puta, dok ne dobijete tanko tijesto okrugla oblika.
Pecite u teškoj tavi na nešto masnoće koju ste prilično dobro zagrijali.
Zbog prilično visoke temperature masnoće, najbolje je čisto organsko djevičansko kokosovo ulje.

Velikom hvataljkom pecite pojedinu tortillu na svakoj strani oko 30 sekunda. Odmah iza toga položite i uvijte u na vreloj pari zagrijanu krpu, koju ste za tu svrhu unaprijed pripremili.

Ispečene i posložene tortille pustite da se ohlade pod naparenom krpom. Premjestite ih u plastičnu vreću bez da ih preklapate i zatvorite.

Tortille se tako zatvorene mogu pohraniti u hladnjaku bez problema tjedna dana.

Links

1. www.WebMD.com

2. www.Mayoclinic.com

3. www. lumosity.com ☐brain training

4. www.Avvo.com ☐free advice

5. www. hypnose-schule.ch

6. www.spiritofmaat.com

7.
http://en.wikipedia.org/wiki/Psychoneuroimmunology
    - cite_ref-7R Ader and N Cohen. Behaviorally
    conditioned immunosuppression. Psychosomatic
    Medicine, Vol 37, Issue 4 333-340

8. Functional Links between the Immune System,
Brain Function and Behavior

9. Biochemical Aspects of Anxiety

10. Kosher salt

    108-form Yang-style t'ai chi ch'uan

    Verschiedene Veden (englisch)

Literatura

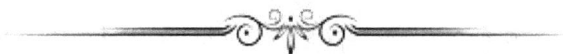

1. Poglavlje

R Ader and N Cohen. Behaviorally conditioned immunosuppression. Psychosomatic Medicine, Vol 37, Issue 4 333-340

Elenkov IJ, Iezzoni DG, Daly A, Harris AG, Chrousos GP. "Cytokine dysregulation, inflammation and well-being". Neuroimmunomodulation. 2005;12(5):255-69

Leserman, J., Jackson, E. D., Petitto, J. M., Golden, R. N., Silva, S. G., Perkins, D. O., Cai, J., Folds, J. D., and Evans, D. L. (1999). Progression to AIDS: the effects of stress, depressive symptoms, and social support. Psychosomatic Medicine 61(3), 397-

Zorrilla, E. P., Luborsky, L., McKay, J. R., Rosenthal, R., Houldin, A., Tax, A., McCorkle, R., Seligman, D. A., & Schmidt, K. (2001). The relationship of depression and stressors to immunological assays: a meta-analytic review. Brain Behavior and Immunity, 15(3), 199-226.

McDonald RD, Yagi K. A note on eosinopenia as an index of psychological stress. Psychosom Med 1960;2 22: 149–50.

2. Poglavlje

Cowen, Richard (May 1999). "The Importance of Salt". UC Davis Department of Geology.

Gary Taubes (2 June 2012). "Salt, We Misjudged You". The New York Times.

3. Poglavlje

Zinn-Justin, Jean ; Quantum Field Theory and Critical Phenomena, Oxford University Press (2002)

O'Brien, Paul (2007). Divination: Sacred Tools for Reading the Mind of God. Visionary Networks Press

Wilhelm, R. & Baynes, C., (1967): "The I Ching or Book of Changes", With foreword by Carl Jung, Introduction, Bollingen Series XIX, Princeton University Press, (1st ed. 1950)

Lao Zi: Tao Te Ching

Robson, T (2004). An Introduction to Complementary Medicine. Allen & Unwin. pp. 90

Deadman, P; Baker K; Al-Khafaji M (2007). A Manual of Acupuncture. Journal of Chinese Medicine Publications

4. Poglavlje

Tipler, Paul (2004). Physics for Scientists and

Engineers: Electricity, Magnetism, Light, and Elementary Modern Physics

5. Poglavlje

"About Nikola Tesla". Tesla Memorial Society of NY. Retrieved 5 July 2012.

"Tesla Quotes". Tesla universe. Retrieved 5 July 2012.

[About Nikola Tesla "About Nikola Tesla"]. Tesla Society of USA and Canada. Retrieved 5 July 2012.

Seifer, Marc J. (1998). Wizard the life and times of Nikola Tesla : biography of a genius. Secaucus, N.J.: Citadel Press/Kensington Publishing Corp..

New York Herald Tribune, 11 September 1932

"THE PROBLEM OF INCREASING HUMAN ENERGY". Twenty-First Century Books. Retrieved 21 April 2011.

Meyl, Konstantin, H. Weidner, E. Zentgraf, T. Senkel, T. Junker, and P. Winkels, Experiments to proof the evidence of scalar waves Tests with a Tesla reproduction. Institut für Gravitationsforschung (IGF), Am Heerbach 5, D-63857 Waldaschaff.

T.R.Swartz: " The Last Journals of Nikola Tesla: Haarp - Chemtrails and Secret of Alternative 4 "

N. Tesla: The Fantastic Inventions of Nikola Tesla, 1993 Hooper, Dan (2006). Dark Cosmos: In Search of Our Universe's Missing Mass and Energy. New York:

HarperCollins

Smolin, Lee (2006). The Trouble with Physics: The Rise of String Theory, the Fall of a Science, and What Comes Next. New York: Houghton Mifflin

Susskind, Leonard (2006). The Cosmic Landscape: String Theory and the Illusion of Intelligent Design. New York: Hachette Book Group/Back Bay Books.

1. Thomas C. Martin: Inventions, Researches and Writings of Nikola Tesla

6. Poglavlje

Neuropeptides and Other Bioactive Peptides: From Discovery to Function, L.D.Fricker, Morgan & Claypool Publishers, 2012

Elias A. Said et al. 2009, PD-1 Induced IL10 Production by Monocytes Impairs T-cell Activation in a Reversible Fashion" Nature Medicine 2010; 452-9.

Bruce, Robert: Auric Mechanics and Theory, "Capturing the Aura," pp 301-303. Blue Dolphin Publishing, 2000

Breaux, Journey Into Consciousness: The Chakras, Tantra and Jungian Psychology, Motilal Banarsidass, 1998

Taylor Latener, Rodney Leon (2005). The Illustrated Encyclopedia of Confucianism, Vol. 2. New York: Rosen Publishing Group.

Hoopes, Aaron (2007). Zen Yoga: A Path to Enlightenment though Breathing, Movement and Meditation. Kodansha International.

Plotkin SA (April 2005). "Vaccines: past, present and future". Nature Medicine 11 (4 Suppl): S5–11.

Medzhitov R (October 2007). "Recognition of microorganisms and activation of the immune response". Nature 449 (7164): 819–26

Kawai T, Akira S (February 2006). "Innate immune recognition of viral infection". Nature Immunology

Flower DR, Doytchinova IA (2002). "Immunoinformatics and the prediction of immunogenicity". Applied Bioinformatics
Langley-Evans SC, Carrington LJ (2006). "Diet and the developing immune system".

Bryant PA, Trinder J, Curtis N (June 2004). "Sick and tired: Does sleep have a vital role in the immune system?". Nature Reviews. Immunology

Leif Mosekilde (2005). "Vitamin D and the elderly". Clinical Endocrinology

Hertoghe T (December 2005). "The 'multiple hormone deficiency' theory of aging: is human senescence caused mainly by multiple hormone deficiencies?". Annals of the New York Academy of Sciences

Chandra RK (August 1997). "Nutrition and the immune system: an introduction". The American Journal of Clinical Nutrition

Watts, Alan. "11 _10-4-1 Meditation." Eastern Wisdom: Zen in the West & Meditations. The Alan Watts Foundation. (2009)

University of Wisconsin-Madison (2008, March 27). Compassion Meditation Changes The Brain. ScienceDaily.

Goleman, Daniel (1988). The meditative mind: The varieties of meditative experience. New York:

Zen Buddhism : a History: India and China by Heinrich Dumoulin, James W. Heisig, Paul F. Knitter (2005)

Soto Zen in Medieval Japan by William Bodiford (2008)

B. Rael Cahn & John Polich (2006). "Meditation states and traits: EEG, ERP, and neuroimaging studies". Psychological Bulletin (American Psychological Association) (2): 180–211.

Dunne and Davidson, "Meditation and the Neuroscience of Consciousness: An Introduction" in The Cambridge handbook of consciousness by Philip David Zelazo, Morris Moscovitch, Evan Thompson, (2007)

Austin, James H. (1999) Zen and the Brain: Toward an Understanding of Meditation and Consciousness, Cambridge: MIT Press,

Bennett-Goleman, T. (2001) Emotional Alchemy: How the Mind Can Heal the Heart, Harmony Books

Shalif, Ilan et al. (1989) Focusing on the Emotions of

Daily Life (Tel-Aviv: Etext Archives, 2008)

Sogyal Rinpoche, The Tibetan Book of Living and Dying,

Oldstone-Moore, Jennifer. Understanding Confucianism, Duncan Baird, (2003)

Harper, Donald; Michael Loewe and Edward L. Shaughnessy (1999/2007). The Cambridge History of Ancient China: From the Origins of Civilization to 221 BC.. Cambridge, U.K.: Cambridge University Press.

Mair, Victor H., tr. (1994), Wandering on the Way: Early Taoist Tales and Parables of Chuang Tzu, Bantam Books

Lutz, Antoine; Richard J. Davidson; et al. (2004). "Long-term meditators self-induce high-amplitude gamma synchrony during mental practice". Proceedings of the National Academy of Sciences

7. Poglavlje

Rudolf Chorchia: Hypnose & Systemik, Lehrbuch, (2012)

Mascot, C. (2004). "Hypnotherapy: A complementary therapy with broad applications"

Barrett, Deirdre. "The Power of Hypnosis". Psychology Today. Jan/Feb 2001

Astin, J.A.; Shapiro, S. L.; Eisenberg, D. M.; Forys, K. L.

(2003). "Mind-body medicine: state of the science, implications for practice". Journal of the American Board of Family Practitioners

W. Barker and S. Burgwin (1948). "Brain Wave Patterns Accompanying Changes in Sleep and Wakefulness During Hypnosis". Psychosomatic Medicine

Kroger, William S. (1977) Clinical and experimental hypnosis in medicine, dentistry, and psychology. Lippincott, Philadelphia

Morgan J.D. (1993). The Principles of Hypnotherapy. Eildon Press

Asokananda: Traditionelle Thai-Massage für Fortgeschrittene. Bangkok, (1998)

Hubert; Patanant, Montien: Lehrbuch der traditionellen Thai-Massagetherapie. München Jena, (2007)

Wujastyk, D. (2003). The Roots of Ayurveda: Selections from Sanskrit Medical Writings. Penguin Books.

Mamtani, R.; Mamtani, R. (2005). "Ayurveda and Yoga in Cardiovascular Diseases". Cardiology Review

Subhose, V.; Srinivas, P.; Narayana, A. (2005). "Basic principles of pharmaceutical science in Ayurvĕda".

Kishor Patwardhan (2008). Concepts of Human Physiology in Ayurveda, in Sowarigpa and Ayurveda, Central Institute of Higher Tibetan Studies

Alice Burmeister with Tom Monte: The Touch of

Healing; Energizing Body, Mind and Spirit with the Art of Jin Shin Jyutsu (1997)

A Nancy Recant Production (Video): Jin Shin Jyutsu[R]: The Art of Living; A tribute to Mary Burmeister (2001)

8. Poglavlje

Wile, Douglas (2007). "Taijiquan and Taoism from Religion to Martial Art and Martial Art to Religion"

Wang, C; Collet JP & Lau J (2004). "The effect of Tai Chi on health outcomes in patients with chronic conditions: a systematic review". Archives of Internal Medicine

Friedman, P. and G. Eisman (2005). The Pilates Method of Physical and Mental Conditioning. USA: Viking Studio

Flood, Gavin (1996), An Introduction to Hinduism, Cambridge University Press

J. A. Santucci, An Outline of Vedic Literature (1976).

Jan Gonda: Die Religionen Indiens. Bd. I: Veda und älterer Hinduismus. Kohlhammer, Stuttgart u.a. 2. A. (1978).

9. Poglavlje

Galdston, I. (1960). Human Nutrition Historic and Scientific. New York: International Universities Press

Thiollet, J.-P. (2001). Vitamines & minéraux. Paris: Anagramme

Kendall Powell (2007 May 31). "The Two Faces of Fat"

Davis, B. and Melina, V. 2000. Becoming Vegan.

Rodrigo G, Carrera J, Jaramillo A (2007). "Evolutionary mechanisms of circadian clocks". Central European Journal of Biology

Art Martin, PhD.,N.D.: Your body is talking; Are You Listening?
K.Korotkov: Aura nad Conciousness: New Stage of Scientific Understanding

10. - 14. Poglavlje

Cabot Sandra,M.D.: The Liver Cleansing Diet

Johnson Richard,M.D.: The Sugar Fix: The High Fructose Fallout that is Making You Fat and Sick

Myss Caroline: Anatomy of The Spirit (1966)

Wild Helmaring Doris: Think Thin, Be Thin: 101

Psyhological Way to Lose Weight (Broadway, 2006)

Oxford Vegetarian Study

Schweizerische Vereinigung für Vegetarismus

Key J. Timothy, Fraser E. Gary et al.: Mortality in vegetarians and nonvegetarians, American Jornal of Clinical Nutrition 70, Nr.S. Sept 1999/ 30.10.2009